Inhaltsverzeichnis

Vorwort zur 1. Auflage

Seit mehreren Jahren gebe ich in unterschiedlichem Rahmen Kurse unter dem Titel "Homöopathische Hausapotheke". Dieses Skript ist eine erweiterte Zusammenstellung der Arbeitsunterlagen, die ich dabei den Kursteilnehmern (meist sind es allerdings Kursteilnehmerinnen) zur Verfügung gestellt habe. Ihnen sei an dieser Stelle mein Dank für ihr Interesse, ihre Anregungen und nicht zuletzt oftmals auch ihre Herausforderung ausgesprochen.

Das Skript ist schon von seiner Entstehungsgeschichte her ein "Arbeitsbuch", d.h. es soll nicht eine weitere komplette Einführung in die Homöopathie sein (dazu sei auf die Literaturliste am Ende verwiesen), auch kein "Lese- und Lernbuch", das verschiedene Krankheitszustände und die dazu passenden homöopathischen Mittel ausführlich beschreibt, dazu noch Hintergrundinformationen liefert, dafür aber im konkreten Akutfall wenig übersichtlich ist.
Die Intention ist vielmehr, und war es von Anfang an, die Suche nach einem homöopathischen Heilmittel (dem Simile oder Simillimum) in einfachen und häufig vorkommenden akuten Standardsituationen zu erleichtern. Dazu wurde weitgehend auf fortlaufenden oder verbindenden Text verzichtet, der Übersichtlichkeit halber das Wichtigste oft nur in Stichworten zusammengestellt und ein direkter Vergleich der hauptsächlich in Frage kommenden Mittel durch Tabellenform ermöglicht.

Als Vertreterin der sogenannten Klassischen Homöopathie nach Hahnemann war ich mir vom ersten Kurs an der <u>Gratwanderung</u> bewusst, die der Versuch mit sich bringt, die Anwendung homöopathischer Arzneimittel an Laien zu vermitteln, die sich verständlicherweise nicht erst mit der ganzen Theorie der homöopathischen Heilweise auseinander setzen wollen und können, sondern einfach "nur" sich selbst oder Familienmitgliedern bei einfachen Krankheitszuständen etwas Gutes, Heilendes und dabei Unschädliches tun wollen.
Auf der einen Seite des Grates steht der <u>Wunsch nach Einfachheit</u>, möglichst nach einer 1:1-Zuordnung zwischen Krankheitszustand und homöopathischem Mittel, die in einigen wenigen Fällen sogar möglich ist; man spricht dann von sog. <u>bewährten Indikationen</u>.
Auf der anderen Seite des Grates ist jedoch das Wissen darum, dass es nun leider so einfach oft nicht ist.
Da ist zum einen schon mal die seltsame Eigenart der Homöopathie (und der Homöopathen), dass für sie ein Schnupfen nicht einfach nur ein Schnupfen, ein Kopfschmerz nicht einfach nur ein Schmerz ist, den man als solchen aufgrund der Information "Schnupfen" oder "Schmerz im Kopf" behandeln kann. Homöopathen sind neugierig, wollen alles ganz genau wissen und fragen "wie fühlt sich das genau an?", "seit wann hat das begonnen?" oder "wie geht es Ihnen sonst?" etc. Und bald erkennt man, dass tatsächlich Schnupfen nicht gleich Schnupfen, Kopfschmerz nicht gleich Kopfschmerz ist und dass man unter einigen, manchmal sogar vielen verschiedenen homöopathischen Mitteln zu wählen hat je nach Ausprägung ein und derselben schulmedizinischen Krankheitsdiagnose; dies ist einer der Hauptvorteile der Homöopathie, man spricht von <u>Individualisierung</u>. Die Folge für die hier ausgewählte Zusammenstellung von Krankheitszuständen ist, dass wir uns auf

diejenigen beschränken müssen, bei denen eine relativ geringe Anzahl von Arznei-
mitteln einen relativ hohen Prozentsatz der Fälle zu heilen vermag.
Zum anderen besteht die Schwierigkeit, dass vom homöopathischen Standpunkt
aus gesehen (nun also doch etwas Theorie) akute Krankheit nicht gleich akute
Krankheit ist. Kurz gesagt ist eine Akutsituation, die im Rahmen der Homöopathischen Hausapotheke behandelt werden kann, dadurch gekennzeichnet, dass sie
einmalig oder sehr selten auftritt, meist einen gut bekannten Auslöser/Ursache
hat und dass nach entsprechend langer Leidenszeit der Krankheitszustand von
selbst wieder abklingen würde. Alle anderen Leidenszustände (ob körperlich oder
geistig-seelisch), und hier seien vor allem die immer wieder in gleicher oder ähnli-
cher Weise auftretenden scheinbar akuten Krankheiten wie grippale Infekte, Mit-
telohrentzündungen, Bronchitiden, Kopfschmerzen u.v.m. genannt, sind als chronisch zu betrachten und beruhen auf einer generellen Immunschwäche oder einem
anderen internen Auslöser. Sie gehören in den Bereich der sogenannten homöopathischen Konstitutionsbehandlung und können nur von einem ausgebildeten Homöopathen kunstgerecht und effizient behandelt werden.

So mag ein weiteres Ziel dieses Skriptes (und des zugrunde liegenden Kurses)
durchaus auch sein, das Bewusstsein darüber zu wecken, was die Homöopathie
über die Selbstbehandlung in einfachen Fällen hinaus zu leisten vermag. Ich hoffe,
dies immer deutlich gemacht zu haben.

Mit den besten Wünschen für guten Erfolg beim Einsatz dieser Zusammenstellung
bei den wirklich akuten Situationen und für darüber hinausgehendes "Heilwerden"!

Juliane Hesse, im Juli 1996

Vorwort zur 4. Auflage

Als ich mich vor eineinhalb Jahren entschloss, zur Reduzierung meines Kopier-
aufwandes und zur besseren Handhabung für meine KursteilnehmerInnen meine
Arbeitsunterlagen als kleines Büchlein herauszugeben, ahnte ich nicht, dass das
Interesse daran – bei der Fülle an inzwischen auf dem Büchermarkt befindlicher
homöopathischer Literatur – so groß sein würde; ja, dass das Buch sogar weit über
meine Homöopathiekurse hinaus Verbreitung finden würde.

Dieser Entwicklung möchte ich nun mit der vorliegenden, erweiterten Auflage
Rechnung tragen. Obwohl ich vermute, dass der Erfolg des Büchleins gerade in der
Knappheit und Übersichtlichkeit der Darstellung liegt, habe ich mich entschlossen,
doch ein Minimum an verbindendem Text einzufügen. Die tabellarische Darstellung, die ja gerade im direkten Vergleich der Mittel deren Auswahl erleichtert, wird
dadurch nicht verändert. Es kommen jedoch einige Angaben, Tipps und Warnhin-
weise hinzu, die ich bisher nur in mündlicher Form in meinen Kursen vermittelt

habe. Sie stehen somit nun auch AnwenderInnen zur Verfügung, die ohne meine Vermittlung mit dem Buch arbeiten wollen.

Ich hoffe, damit einen weiteren kleinen Beitrag dazu geleistet zu haben, dass sich die Homöopathie weiter verbreiten und segensreich wirken kann.

Juliane Hesse, im Januar 1998

Vorwort zur 5. Auflage

Die neue Rechtschreibung, eine ständig weiter steigende Nachfrage und der immer vorhandene Wunsch nach Verbesserung – vielleicht auch ein ganz klein wenig das neue Jahrtausend – haben mich veranlasst, das Buch nochmals neu zu überarbeiten. Der Inhalt, die Homöopathie, die Prinzipien, nach denen Heilung abläuft, bleiben von diesen Äußerlichkeiten jedoch unbeeinflusst. Es bleibt aber zu hoffen, dass eine „neue Zeit" uns immer mehr Einsicht in diese inneren Zusammenhänge von Gesundheit und Krankheit bringen möge.

Juliane Hesse, im Dezember 1999

Vorwort zur 6. Auflage

Wieder ist eine Auflage vergriffen, und ich habe dies zum Anlass genommen, einige Anregungen, die mir von Benutzern der „Hausapotheke" zugetragen wurden, aufzugreifen. So wird dieses neue Büchlein mit einer deutlich verbesserten Bindetechnik hergestellt, so dass nun hoffentlich bei häufigem Gebrauch nicht mehr so leicht „Lose-Blatt-Sammlungen" entstehen. Außerdem wurde nach jedem Kapitel eine leere Seite für eigene Notizen eingefügt, die Platz bietet für persönliche Erfahrungen oder z.B. Tipps und Hinweise aus Kursen.
Darüber hinaus habe ich ein weiteres Kapitel aufgenommen, das für diesen Rahmen meiner Meinung nach geeignet erscheint, nämlich homöopathische Mittel für leichtere Formen einer Blasenentzündung.
So hoffe und wünsche ich auch diesmal, dass das Altbewährte und die Neuerungen Anklang finden und den Benutzern viele gute Erfolge beschieden sein mögen.

Juliane Hesse, im Juli 2001

1. Allgemeine Vorbemerkungen

1.1 Was sind homöopathische Mittel?

Ausgangsstoffe,
aus denen homöopathische Mittel hergestellt werden, sind bislang hauptsächlich

- ➢ Pflanzen und Pflanzenteile;
- ➢ Tiere und Tierprodukte;
- ➢ chemische Elemente;
- ➢ Mineralien;
- ➢ Krankheitsprodukte (sog. Nosoden).

Zubereitung
der Mittel aus den Ausgangsstoffen:

Die Zubereitung erfolgt durch die sogenannte *Potenzierung* (auch Dynamisierung genannt).
Man versteht darunter die Kombination aus schrittweiser Verdünnung mit einem Alkohol-Wasser-Gemisch bei flüssigen oder löslichen Stoffen oder mit Milchzucker bei festen Stoffen <u>und</u> anschließender Verschüttelung (flüssig) oder Verreibung (fest).

dabei verwendete Verdünnungsschritte:

1: 10 → D-Potenzen   (D1, D2, ..., D6, ..., D12, ..., D30, ..., D200, ...)
1:100 → C-Potenzen   (C1, C2, ..., C6, ..., C12, ..., C30, ..., C200, ...)

Handelsformen:

- Tropfen (Dilutio);
- Streukügelchen (Globuli) aus Saccharose (Rohrzucker);
- Tabletten.

Wirkprinzip:

> *Similia similibus curentur*
> (Ähnliches möge durch Ähnliches geheilt werden)

D.h. ein homöopathisches Mittel, welches bei einem Gesunden bestimmte Symptome und Beschwerden erzeugt, wird bei einem Kranken vergleichbare (ähnliche) Symptome heilen können.

1.2 Selbstbehandlung

Selbstbehandlung oder **Selbstmedikation** ist die eigenverantwortliche Behandlung harmloser Erkrankungen, einfacher Beschwerden und vorübergehender Unpässlichkeiten, die nicht unbedingt einen Arztbesuch erforderlich machen.

Ziel ist die Linderung und Verkürzung des Leidens.
Zum Einsatz kommen dabei frei verkäufliche oder in der Apotheke rezeptfrei erhältliche Arzneimittel; zu den letzteren gehören die homöopathischen Mittel.

Grenzen der Selbstbehandlung:

- alle akuten Notfälle, bei denen man als Laie überfordert ist, gehören sofort zum Arzt!

- alle chronischen Beschwerden, d.h. Erkrankungen, unter denen Sie ständig zu leiden haben oder die immer wieder auftreten, gehören in die Hand eines erfahrenen Therapeuten (Arzt, Heilpraktiker), auch wenn Sie sich homöopathisch behandeln lassen wollen.

1.3 Homöopathische Selbstbehandlung

Geeignet für die homöopathische Selbstbehandlung sind vor allem:

- kleinere Verletzungen und Wunden, die wir durch äußere Einflüsse erleiden (z.B. Prellungen, Schürfwunden, Schnittwunden, Insektenstiche usw.);

- auch größere Verletzungen (z.B. Knochenbruch, Verbrennung, Verrenkung, Platzwunde usw.) oder Notfälle (z.B. stärkere Blutung), nachdem der Arzt sie versorgt hat (oder evtl. bevor er eintrifft), um den Heilungsverlauf zu beschleunigen;

- leichtere akute Erkrankungen in Abhängigkeit von der eigenen Erfahrung und Vertrautheit mit der homöopathischen Methode.

Die sog. **klassische Homöopathie** arbeitet mit nur jeweils einem Arzneimittel, das zu einem bestimmten Zeitpunkt gegeben wird. Dieses wird für jeden betroffenen Menschen ganz individuell ausgesucht je nach dessen Eigenarten, Vorlieben, Abneigungen und Symptomen.

Voraussetzung ist also: | *Genau beobachten!*

Begnügen Sie sich nicht nur mit der Feststellung, was jemand hat (z.B. Kopfschmerzen, Schnupfen, verdorbener Magen), sondern achten Sie darauf, **wie** sich die Beschwerden äußern und wie der Betroffene sie erlebt.

Folgende Fragen helfen dabei:

- Ursache: wodurch könnten die Beschwerden entstanden oder ausgelöst sein?
- Was war vorher?
- Wie sind die Schmerzen oder unangenehmen Empfindungen genau?
- Wo sind sie?
- Wodurch werden sie verschlimmert oder was wird als unangenehm empfunden?
- Wodurch werden sie gebessert oder was wird als Erleichterung empfunden?
- Wie ist die Stimmung des Betroffenen?
- Was ist evtl. sonst noch anders als vor der Erkrankung?

Behandeln Sie nicht selbst homöopathisch, ...

... wenn Sie wegen chronischer Beschwerden sowieso in homöopathischer Konstitutionsbehandlung sind (→ unbedingt Rücksprache mit Ihrem Therapeuten nehmen!)

... wenn Sie Zweifel haben, ob Sie die Schwere der Erkrankung selbst noch richtig einschätzen können; als Anfänger können Sie noch nicht alle der in diesem Buch beschriebenen Situationen sofort behandeln.

Vermeiden Sie ...

... die gleichzeitige Behandlung mit allopathischen ("schulmedizinischen") Mitteln; dies ist zwar nicht gefährlich, aber es ist auch nicht sinnvoll und bringt keinen Vorteil.

... die gleichzeitige Verwendung ätherischer Öle (Japanisches Heilpflanzenöl, Inhaliersubstanzen, Erkältungsbalsam u.ä., kurz alles, was stark nach Kampfer, Menthol oder Eukalyptus riecht, sowie Teebaumöl), da diese für sich genommen zwar auch heilsam wirken, aber die Wirkung homöopathischer Mittel sehr stören bzw. verhindern können.

... eine weitere Selbstbehandlung, wenn Sie mit maximal zwei von Ihnen ausgewählten Mitteln keinen Erfolg hatten; weiteres wahlloses Herumprobieren verwirrt nur die Situation.

1.4 Arzneimitteleinnahme

Die Einnahme soll grundsätzlich auf saubere Mundschleimhäute erfolgen, d.h. nicht gleichzeitig mit Essen, Trinken oder Zähne putzen, sondern mit mindestens zehn Minuten Abstand dazu.

Wie alles in der Homöopathie so ist auch die Dosierung individuell anzupassen.

Als Regel gilt:

- Je akuter der Zustand, desto häufiger die Einnahme.

- Sobald deutliche Besserung eintritt, wird das Mittel abgesetzt!
  Erst wenn die Besserung nicht fortschreitet oder sich die Beschwerden wieder verschlimmern, wird die Einnahme wiederholt.

- Bei Beschwerdefreiheit wird die Einnahme beendet.

- Eine ganz kurze Verschlimmerung der Beschwerden ist typisch für eine gute Wirkung des Mittels; sollte jedoch nach einer bestimmten Einnahmedauer eines Mittels (s.u.) keine eindeutige Besserung eintreten, so wurde die Mittelwahl nicht richtig getroffen und Sie müssen das Mittel absetzen!

Dosierungsvorschriften:

Diese Anweisungen sollen Ihnen als Anhaltspunkte dienen. Sie erscheinen im folgenden nur unter "2. Verletzungen und Notfälle", um Sie an die Dosierung heranzuführen.

Dosierung 1:	für sehr akute Fälle (z.B.: starke Schmerzen nach einer Verletzung)
Dosis:	3 Globuli oder 5 Tropfen halbstündlich bis viertelstündlich;
Besserung:	sollte nach spätestens 2 Std. eingetreten sein; falls nicht oder bei fortschreitender Verschlechterung Mittel absetzen!
bei Besserung:	die Einnahme zunächst aussetzen (s.o.) bzw. den Einnahmeabstand individuell verlängern (s.o.).
Dosierung 2:	für akute Fälle (z.B. sich schnell entwickelnder grippaler Infekt)
Dosis:	3 Globuli oder 5 Tropfen stündlich bis alle zwei Stunden;
Besserung:	sollte nach spätestens 5 Std. eingetreten sein; falls nicht oder bei fortschreitender Verschlechterung: Mittel absetzen!
bei Besserung:	Einnahme aussetzen bzw. individuell verringern (s.o.) z.B. auf 3x täglich.
Dosierung 3:	für leichtere akute Fälle und längere Heilungsverläufe wie z.B. Knochenbrüche
Dosis:	3 Globuli oder 5 Tropfen 1-3x täglich;
Besserung:	sollte nach spätestens 1-3 Tagen bzw. 1-3 Wochen bei langen Heilungsverläufen eingetreten sein; falls nicht, Mittel absetzen!
Einnahme beenden:	bei Beschwerdefreiheit (spätestens nach 6 Wochen bei z.B. Knochenbrüchen).

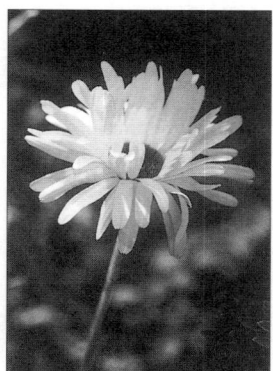

Calendula

<u>Notizen</u>

2. Verletzungen und Notfälle

Verletzungen und Notfälle sind homöopathisch relativ einfach zu behandeln. Dies hat seinen Grund darin, dass die damit verbundenen Beschwerden bei allen betroffenen Menschen ziemlich ähnlich und ohne große Unterschiede verlaufen und dass deshalb die Suche nach einem individuell passenden Mittel entfällt. Es handelt sich bei den im folgenden angegebenen Mitteln also um sogenannte "bewährte Indikationen", die bei leichteren Beschwerden allein, bei schwereren zusätzlich zu einer chirurgischen/allgemeinmedizinischen Versorgung (z.b. Nähen, Verbinden, Gipsverband) angewandt werden können.

2.1 Die wichtigsten Mittel

Arnica:
erstes Mittel bei stumpfen Verletzungen mit Blutung (auch im Gewebe = Bluterguss);
Wirkung: - beschleunigt die Blutstillung,
- vermindert die Anschwellung,
- verringert den Schmerz.

Anwendungsbeispiele:
- vor und nach Operationen und Zahnextraktionen;
- nach der Geburt;
- Nasenbluten durch Gewalteinwirkung oder Anstrengung;
- Muskelschmerzen (-kater) nach Überanstrengung.

Hypericum:
bei Verletzungen von besonders nervenreichem Gewebe (Kopf, Finger, Zehen, Wirbelsäule, besonders Steißbein); bei Wundschmerzen, die zur Körpermitte ziehen.

Calendula:
bei Hautabschürfungen und Risswunden als Tinktur zur Förderung der Wundheilung bei allen offenen Wunden;
- beugt Wundinfektionen vor ("homöopathisches Jod");
- fördert eine schnelle und schönere Vernarbung.

Staphisagria:
bei glatten Schnitt- oder Risswunden (z.B. Messerschnitte).

Ledum:
bei Stichwunden, auch bei Insektenstichen von Mücken und Bremsen sowie Reaktionen auf Zeckenstich;
der Wundbereich wird als kalt empfunden, aber Wärme tut nicht gut.

Apis: bei <u>Stichen</u> von Bienen und Wespen bzw. Insekten allgemein, wenn es zu starker Schwellung, stechendem Schmerz und Hitzegefühl kommt und ein kühlender Umschlag als angenehm empfunden wird.

Silicea: bei (eiternden) <u>Splitterverletzungen</u>; es fördert die Abstoßung von Fremdkörpern aus dem Gewebe.

Cantharis: bei <u>Sonnenbrand</u>, <u>Verbrennungen</u> und <u>Verbrühungen</u> (auch in schwersten Fällen möglich; dann zusätzlich zur schulmedizinischen Behandlung).

Causticum: bei <u>Verbrennungen</u> und <u>Verbrühungen</u> (auch in schwersten Fällen möglich wie bei Cantharis), wenn Cantharis nicht genügend hilft.

Belladonna: bei <u>Sonnenstich</u> mit pochenden Kopfschmerzen, die sich durch leichtes nach hinten Beugen (Kopf in den Nacken legen oder Überstreckung des Körpers) bessern; bei <u>Sonnenbrand</u>.

Glonoinum: bei <u>Sonnenstich</u> mit berstendem, pulsierendem Kopfschmerz, ohne Besserung durch nach hinten Beugen des Kopfes und mit Neigung zu Bewusstlosigkeit.

Symphytum: fördert die <u>Heilung von Knochenbrüchen</u>.

Calcium phosphoricum: fördert die <u>Neubildung von Knochengewebe</u>.

Rhus toxicodendron: bei <u>Verstauchung</u> oder <u>Verrenkung</u> eines Gelenks; feuchte Kälte verschlimmert; Steifheitsgefühl mit Anlaufschmerz, der sich bei fortgesetzter Bewegung bessert.

Ruta graveolens: bei <u>Verstauchung</u> oder <u>Verrenkung</u>, wenn die Knochenhaut mit verletzt ist oder Rhus toxicodendron nicht hilft; besonders bei Bänderzerrung an Knie oder Hand und <u>Schienbeinprellung</u>.

2.2 Indikationen

Verletzung/Beschwerde	Mittel	anfängliche Dosierung
Prellung (nach Sturz, Schlag, Stoß), **Quetschung** und andere **traumatische Verletzungen** (s.o.)	Arnica C6	1
bei sehr nervenreichem Gewebe und folglich großen Schmerzen (v.a. an Kopf, Fingern, Zehen, Wirbelsäule, Steißbein)	zunächst **Arnica** C6 im Wechsel mit **Hypericum** C6, später nur noch Hypericum	1 2-3
Platzwunde	Arnica C6	1
Operationstrauma **Zahnextraktion** **Geburtstrauma**	Arnica C6 kann auch schon einen Tag vorher vorbeugend eingesetzt werden	2-3
Schmerzen, die von der Verletzung aus Richtung Körpermitte ziehen (ganz allgemein)	Hypericum C6	2
Schürfwunde	Calendula C6 auch als verdünnte Tinktur zur Wundreinigung	1
Risswunde mit unregelmäßigem, zerklüftetem Rand	Calendula C6	1
Risswunde mit glattem Rand	Staphisagria C6	1
Schnittwunde	Staphisagria C6	1
Splitterverletzung auch bei Eiterung	Silicea C6	3

Indikationen (Fortsetzung)

Verletzung/Beschwerde	Mittel	anfängliche Dosierung
Stichwunde durch tief eingedrungene spitze Gegenstände	**Ledum** C6	1
wenn Wundschmerz hinzukommt, der zur Körpermitte zieht	**Hypericum** C6 im Wechsel mit **Ledum** C6	1-2
Insektenstich Mücke oder Bremse	**Ledum** C6 (auch äußerlich: einige Globuli in Wasser gelöst als Umschlag)	1
bei merklicher Anschwellung wenn Ledum nicht genügend hilft	**Apis** C6 (auch äußerlich, s.o.)	1-2
Insektenstich Biene oder Wespe	**Apis** C6 (auch äußerlich, s.o.)	1 oder öfter
Zeckenstich bei Komplikationen → Arzt oder Heilpraktiker; es besteht die Gefahr einer Gehirn(haut)entzündung oder Borreliose	**Ledum** C6	1
Bissverletzung (Hund, Katze u.a.) → Arzt; es besteht die Gefahr von Tetanus oder Tollwut	**Ledum** C6	1
Sonnenstich	**Belladonna** C6 oder **Glonoinum** C6 (s.o. unter Mittelbeschreibung)	1 1
Sonnenbrand	zunächst Auflagen m. Obstessig; **Belladonna** C6	
wenn dies nicht ausreicht	**Cantharis** C6	1
wenn Cantharis nicht genügend hilft	**Causticum** C6	1
Verbrennung, Verbrühung	**Cantharis** C6	1
wenn Cantharis nicht genügend hilft	**Causticum** C6	1

Indikationen (Fortsetzung)

Verletzung/Beschwerde	Mittel	anfängliche Dosierung
Muskelkater, Muskelzerrung Zerschlagenheitsgefühl nach großer körperlicher Anstrengung (auch vorbeugend vor großen ungewohnten Anstrengungen)	**Arnica** C6	1
Verstauchung, Verrenkung	1. Tag: **Arnica** C6	4x alle 15min, dann 3x alle 3-4 Std.
	ab dem 2. Tag: **Rhus toxicodendron** C6	2 → 3
wenn Rhus-t. nicht genügend hilft	**Ruta** C6	2 → 3
Knochenbruch 1. Schockbehandlung:	**Arnica** C6	4x alle 15min, dann 3x alle 3-4 Std.
2. Unterstützung der Knochenheilung:	**Symphytum** C6 im täglichen Wechsel mit **Calcium phosphoricum** D12	3 3

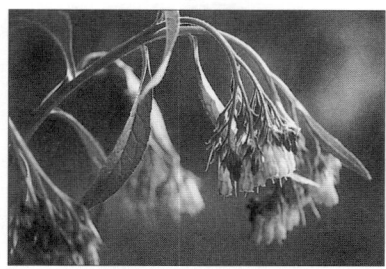

Symphytum

<u>Notizen</u>

3. Schnupfen

3.1 Allgemeines

Ein einfacher Schnupfen kann individuell mit recht unterschiedlichen Symptomen verlaufen, z.B. als Fließ- oder Stockschnupfen, mit wässrigem, eitrigem oder gar blutigem Nasensekret, mit viel Niesen oder Kopfschmerzen um nur einige der vielfältigen Möglichkeiten aufzuzählen. Außerdem kann sich beim Betroffenen, wie auch bei allen anderen Krankheitsbeschwerden, die Stimmungslage im Vergleich zu sonst verändern; auch solche Veränderungen sind, wenn sie auffällig sind, mit in die Wahl des geeigneten homöopathischen Mittels einzubeziehen.

Hervorgerufen wird ein Schnupfen zunächst durch Schnupfenviren (Rhinoviren). Die Symptome des einfachen Schnupfens sind beschränkt auf Niesen, vermehrtes Nasensekret, Kratzen im Hals und evtl. Hüsteln.
Kommen Fieber, Halsschmerzen oder Husten hinzu, spricht man bereits von einem grippalen Infekt.
Wird das Nasensekret dick und eitrig, ist zur Virusinfektion eine bakterielle Infektion hinzugekommen (bakterielle Superinfektion).

Reichen die körpereigenen Abwehrkräfte nicht aus und wurde nicht geeignet behandelt, so kann die Infektion sich in die Nasennebenhöhlen hinein ausweiten; Anzeichen hierfür sind Schmerzen im Bereich der Stirn oder im oberen Wangenbereich. Eine solche Nasennebenhöhlenentzündung (= Sinusitis, wenn die Stirnhöhle betroffen ist) ist eine Komplikation des Schnupfens und sollte von Laien nicht selbst behandelt werden.

"Holt sich" jemand immer wieder "einen Schnupfen" oder erkrankt wiederholt an anderen Infekten der Atemwege (sog. rezidivierende Infekte oder erhöhte Infektanfälligkeit), so kann dies i.a. nicht mit den hier angeführten Akutmitteln ausgeheilt werden (vgl. hierzu die Anmerkung im Vorwort). Diese lindern dann lediglich und verkürzen den akuten Verlauf.

Infolge der Vielfalt der möglichen Schnupfenverläufe können hier verständlicherweise nicht alle in Frage kommenden homöopathischen Mittel aufgeführt werden. Die Auswahl beschränkt sich deshalb auf diejenigen, die besonders häufig und v.a. bei den komplikationslosen Verläufen in Frage kommen.

Vorbeugend nach einer Verkühlung, wenn eine Erkältung zu befürchten ist, aber noch keine Krankheitsanzeichen da sind, kann zunächst **Camphora** D1 (=Urtinktur) eingenommen werden; dazu werden 5-10 Tropfen in etwas Wasser gegeben und eine Weile im Mund behalten, danach schlucken oder ausspucken. Camphora darf jedoch nur vor den anderen homöopathischen Mitteln und nicht während einer homöopathischen Konstitutionsbehandlung angewendet werden (vgl. auch Kapitel 14.3)! Auch Kleinkindern unter 6 Jahren sollte kein Kampfer gegeben werden!

3.2 Hilfe zur Differentialdiagnose
Welches Mittel in welcher Situation?

1. bei plötzlichem Beginn:

Aconitum
Belladonna

2. im Anfangsstadium des Schnupfens:

Aconitum
Belladonna
Allium cepa
Dulcamara
Natrium muriaticum
Nux vomica

3. bei langsamem Beginn:

Gelsemium
Hepar sulfuris
Pulsatilla
Silicea

4. bei "festgesetztem" Schnupfen:

Hepar sulfuris
Kalium bichromicum
Silicea

5. bei kaltem trockenem Wetter ("Wintermittel"):

Aconitum
Belladonna
Hepar sulfuris
Nux vomica

6. bei kaltem feuchtem Wetter:

Belladonna
Rhus toxicodendron

Wetterwechsel von Hitze zu feuchter Kälte:

Dulcamara

7. bei mildem Klima:
besonders im Frühjahr oder Herbst:

Bryonia

Wetterwechsel von kalt auf warm-feucht
(Frühling, Sommer, Föhn):

Gelsemium

8. bei Wetterwechsel von kalt auf warm-trocken:

Natrium muriaticum
Pulsatilla

9. nach Durchnässung:

Dulcamara
Nux vomica
Pulsatilla
Rhus toxicodendron

10. Fließschnupfen:

Allium cepa
Euphrasia
Gelsemium
Rhus toxicodendron

bei gleichzeitig verstopfter Nase:

Arsenicum album

11. Stockschnupfen:

Aconitum
Belladonna
Dulcamara
Kalium bichromicum
Silicea

nach anfänglichem Fließschnupfen:

Hepar sulfuris oder
Natrium muriaticum

12. Wechsel zwischen laufender und verstopfter Nase:

Nux vomica
Pulsatilla

13. bei starker Augenbeteiligung:
brennendes Nasensekret, milde Tränen:
mildes Nasensekret, scharfer Tränenfluss:

Allium cepa
Euphrasia
Dulcamara

14. bei besonders auffälligem Nasensekret (s. Tabelle):

Allium cepa
Euphrasia
Hepar sulfuris
Kalium bichromicum
Natrium muriaticum
Pulsatilla

15. mit Lippenbläschen (Herpes):

Dulcamara
Natrium muriaticum
Rhus toxicodendron

16. bei insgesamt großer Kälteempfindlichkeit:

Arsenicum album
Dulcamara
Hepar sulfuris
Nux vomica
Silicea
Rhus toxicodendron

3.3 Tabelle

SCHNUPFEN	Aconitum	Allium cepa	Arsenicum album	Belladonna
Ursache/ Auslöser	kalter trockener (Nord-)Wind; sonniges trockenes Winterwetter	kalter, feuchter, durchdringender Wind		kaltes, auch feucht-kaltes Wetter
Beginn	schnell bis stürmisch innerhalb weniger Stunden mit heißer, trockener, verstopfter Nase	mit heftigem Niesen und laufender Nase		schnell innerhalb weniger Stunden mit trockenen, geschwollenen Nasenschleimhäuten und Niesanfällen
Art	heftige Entzündung der Nasenschleimhäute, heiß, trocken	Fließschnupfen	wund machend, wässrig trotz verstopfter Nase	heftige Entzündung der Nasenschleimhäute, heiß, trocken
Sekret (Farbe, Beschaffenheit, Besonderes)	wässrig, scharf	wässrig und klar, brennend, wund machend	wässrig, brennend bis ätzend	wenig bis fehlend; auch bei unterdrücktem Schnupfen
Verschlimmerung	im warmen Raum; abends und nachts	im warmen Raum; abends	in der Kälte; im Freien; nachts; durch kalte Nahrung	nachts; Licht, Geräusch, Berührung, Bewegung
Besserung	im Freien, in kühler Luft	an frischer Luft, im kalten Raum	durch Wärme oder Hitze, durch warme Nahrung und Getränke	durch Ruhe
Wärmehaushalt	heiß, evtl. mit erhöhter Temperatur		sehr fröstelig und kälteempfindlich	heiß, evtl. mit erhöhter Temperatur
Begleitsymptome	Durst; evtl. starke klopfende Kopfschmerzen, kann nicht schlafen	evtl. Gesichts- und Kopfschmerz; milde Tränensekretion	Durst, trinkt aber nur wenig auf einmal; evtl. Heiserkeit und trockener, kitzelnder Husten; fühlt sich elend und schwach	klopfende Halsschlagadern und Kopfschmerz; kein Durst; gerötete Augen, erweiterte Pupillen
psychische Situation/ Menschentypus	unruhig, evtl. ängstlich		besorgt um die Gesundheit, unruhig, ängstlich, will nicht allein sein; pedantisch	unruhig, aufgeregt, benommen, überreizte Sinne

SCHNUPFEN	Bryonia	Dulcamara	Euphrasia	Gelsemium
Ursache/ Auslöser	meist mildes Klima (Frühjahr, Herbst); bei finanziellen Sorgen und Ärger	feuchte Kälte; besonders: kalte Nächte und heiße Tage zu Ende des Sommers		feuchtes, mildes Wetter (Frühjahr, Sommer)
Beginn	mit Niesen	mit Nasenverstopfung und dicken Absonderungen	mit Niesen und wässriger Absonderung	sehr langsam
Art	trocken oder fließend	Stockschnupfen, wenig heftig, aber völlig verstopft	Fließschnupfen	Fließschnupfen
Sekret (Farbe, Beschaffenheit, Besonderes)		dicker, gelber Schleim oder blutige Krusten	mild, reichlich; anfangs wässrig, später schleimigeitrig	wässrig, brennend, wund machend
Verschlimmerung	durch Wärme, Bewegung; morgens	durch Kälte, kalten Regen; Nasenverstopfung schlechter in kalter Luft	an der frischen Luft; bei Kälte und Wind; nachts	durch Hitze
Besserung	durch Ruhe und Kaltes	durch Wärme; Nasenverstopfung besser im warmen Raum und durch Warmwerden bei Bewegung	im Zimmer	an frischer Luft
Wärmehaushalt		kälteempfindlich	kälteempfindlich	kalte Hände und Füße bei heißem Kopf
Begleitsymptome	Kopfschmerz; evtl. Heiserkeit und Husten; großer Durst auf Kaltes; Verstopfung	Bläschenausschlag der Lippen; gerötete Augen; evtl. Schmerzen in Gliedern und Rücken	Entzündung der Augen mit scharfem Tränenfluss	schwach, kraftlos; lahmes Gefühl im Körper; Frostschauer, kein Durst; meist dumpfer Kopfschmerz; Halsentzündung und Husten
psychische Situation/ Menschentypus	mürrisch, gereizt, abweisend; will seine Ruhe haben	träge, phlegmatisch; streitbar, ungehalten; willensstark, dominant in Familie		schläfrig, benommen; evtl. ängstlich

SCHNUPFEN	Hepar sulfuris	Kalium bichromicum	Natrium muriaticum	Nux vomica
Ursache/ Auslöser	kalter trockener Wind	feuchtes, kaltes Wetter; häufig im Frühjahr und Herbst	evtl. Kummer; nach Schwitzen	Wind, Zugluft, Nasswerden, Verkühlung, bes. Füße und Kopf
Beginn	mit Niesen und laufender Nase, zunächst ohne Krankheitsgefühl	mit trockener verstopfter Nase und Druck an der Nasenwurzel	mit heftigem Niesen	mit Niesen, Jucken und Kratzen in der Nase
Art	zunächst Fließ-, aber bald Stock-schnupfen	Stockschnupfen, festsitzend	zunächst Fließ-schnupfen, über-gehend in Stock-schnupfen	abwechselnd Fließ- und Stock-schnupfen, evtl. einseitig ver-stopft
Sekret (Farbe, Be-schaffenheit, Besonderes)	dickflüssig, gelb-lich; riecht nach altem Käse	gelb- bis gelb-grüner zäher Schleim, faden-ziehend; Krusten	reichlich, wäss-rig, nicht scharf, etwas klebrig wie rohes Eiweiß	meist nur gering, wässrig bis schleimig und mild
Verschlimme-rung	Kälte, Zugluft, im Freien	morgens	vormittags; Zimmerwärme	Zugluft; im Zim-mer und mor-gens: verstärkte Nasensekretion; draußen und nachts: ver-stopfte Nase
Besserung	Wärme, im warmen Zimmer oder Bett	Wärme; durch Abfluss des Na-sensekrets	frische Luft	Wärme; warmes Bett, warme Getränke
Wärmehaus-halt	sehr fröstelig	warmblütig, aber leicht durch Ab-kühlung erkältet	kälteempfindlich, wenig Eigen-wärme	sehr fröstelig, leicht erkältet
Begleit-symptome	rauher Hals	Druckgefühl an der Nasenwurzel; Beteiligung der Nasenneben- und Stirnhöhlen; Ge-ruchsverlust	Fieberbläschen um Mund und Nase (Herpes); Trockenheit; Ver-lust von Geruchs- und Geschmacks-sinn	
psychische Situation/ Menschen-typus	niedergeschlagen, vergräbt sich im warmen Bett; ärgerlich, gereizt	kräftig gebauter Typus mit Erkäl-tungsanfälligkeit	bedrückt, schwermütig, verschlossen; lehnt Trost und Anteilnahme ab	sehr empfindlich und gereizt; Ar-beitswut, Miss-brauch von Sti-mulantien und Arzneimitteln

SCHNUPFEN	Pulsatilla	Rhus toxicodendron	Silicea
Ursache/ Auslöser	Wechsel von kalt zu warm	nebliges, feucht-kaltes Wetter; plötzlicher Wechsel von warm zu kalt	
Beginn			langsam; Geruchsverlust und Jucken der Nase
Art	Wechsel von Fließ- und Stockschnupfen	heftiger Fließschnupfen, heiß, wund	Stockschnupfen mit Gefahr, chronisch zu werden
Sekret (Farbe, Beschaffenheit, Besonderes)	dick, mild, gelb bis gelbgrünlich	dick, gelb oder grün	dick eitrig, gelb bis grün
Verschlimmerung	im warmen Raum	(feuchte) Kälte; nachts	Zugluft; Kälte
Besserung	an frischer Luft, Fenster muss offen sein; Aufmerksamkeit und Trost	Wärme, Bewegung (Umhergehen)	Wärme, Mütze auf dem Kopf
Wärmehaushalt	z.T. wenig Eigenwärme, verträgt aber keine äußere Wärme	fröstelig	sehr fröstelig, besonders Füße sind eiskalt
Begleitsymptome	kein Durst; Verlust von Geruchs- und Geschmackssinn	starke Beeinträchtigung des Allgemeinbefindens, Gliederschmerz; Heiserkeit, Kopfschmerz, Herpes an den Lippen; großer Durst	drückender Kopfschmerz; häufig Ausweitung auf die Nasennebenhöhlen
psychische Situation/ Menschentypus	weinerlich, quengelig, anschmiegsam; liebt Anteilnahme und Trost	unruhig, besorgt, deprimiert	mutlos, ängstlich, schnell erschöpft; unsicher, unentschlossen

26

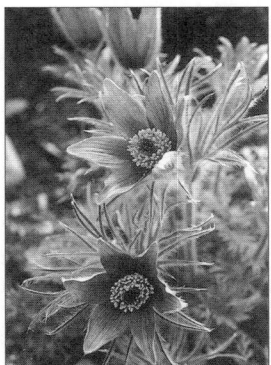

Pulsatilla

Notizen

4. Grippaler Infekt

4.1 Allgemeines

Beim grippalen Infekt (sog. "Grippe") handelt es sich um eine Virusinfektion mit den Symptomen Fieber, Schnupfen, Halsschmerzen mit evtl. Heiserkeit und Husten; dazu kommen in den meisten Fällen Kopfschmerzen und Gliederschmerzen.

Die echte Grippe, die selten und dann meist epidemieartig auftritt, ist durch das Auftreten des Influenza-Virus gekennzeichnet. Diese echte Grippe verläuft mit sehr schweren Symptomen und starkem Krankheitsgefühl und dauert ca. drei Wochen bis zur endgültigen Ausheilung. Dieses schwere Krankheitsbild ist selbstverständlich nicht zur Selbstbehandlung geeignet!

Für die Behandlung eines ausgeprägten grippalen Infekts stehen der Homöopathie neben den häufigen Akutmitteln einige recht spezifische Mittel zur Verfügung wie z.B. Eupatorium perfoliatum (starkes Zerschlagenheitsgefühl) oder Ferrum phosphoricum (unauffälliger milderer Verlauf). Auch hier können aber wieder – wie schon beim Schnupfen – nicht alle möglichen Mittel erwähnt werden.

Die meisten homöopathischen Mittel kommen jedoch für mehrere Beschwerden in Frage; deshalb kann es sein, daß z.B. die im Kapitel Schnupfen vorgestellten Mittel Arsenicum album, Hepar sulfuris oder Pulsatilla auch bei entsprechendem Gemüts- und Allgemeinzustand für die Behandlung eines grippalen Infekts in Frage kommen.

Stehen des Weiteren nicht die grippalen Symptome wie hohes Fieber oder Gliederschmerzen und Krankheitsgefühl im Vordergrund, sondern starker Schnupfen, Husten oder die Symptome einer Halsentzündung, so ist das passende Heilmittel vorrangig unter den dort angeführten Mitteln zu suchen.

Vorbeugend nach einer Verkühlung, wenn eine Erkältung zu befürchten ist, aber noch keine Krankheitsanzeichen da sind, kann zunächst **Camphora** D1 (=Urtinktur) eingenommen werden; dazu werden 5-10 Tropfen in etwas Wasser gegeben und eine Weile im Mund behalten, danach schlucken oder ausspucken. Camphora darf jedoch nur vor den anderen homöopathischen Mitteln und nicht während einer homöopathischen Konstitutionsbehandlung angewendet werden (vgl. auch Kapitel 14.3)! Auch Kleinkindern unter 6 Jahren sollte kein Kampfer gegeben werden!

4.2 Hilfe zur Differentialdiagnose
Welches Mittel in welcher Situation?

1. bei schnellem Beginn:

Aconitum
Belladonna
Ferrum phosphoricum

2. bei langsamem Beginn:

Bryonia
Gelsemium
Rhus toxicodendron

3. mit Gliederschmerzen:

Bryonia
Eupatorium perfoliatum
Gelsemium
Nux vomica
Rhus toxicodendron

4. plötzlich sehr hohes Fieber:

Aconitum
Belladonna

5. insgesamt nur mäßiges Fieber (bis ca. 39°C):

Ferrum phosphoricum
Gelsemium
Rhus toxicodendron

6. Fieberbläschen (Herpes):

Natrium muriaticum
Dulcamara
Rhus toxicodendron

7. wenig Schweiß:

Aconitum
Bryonia
Eupatorium perfoliatum

8. wenig bis kein Durst:

Belladonna
Ferrum phosphoricum
Gelsemium

4.3 Tabelle

GRIPPALER INFEKT	Aconitum	Belladonna	Bryonia	Eupatorium perfoliatum
evtl. Ursache/ Auslöser	kaltes, trockenes Wetter (Nord-/ Ostwind)	trockene oder feuchte Kälte	mildes Wetter; geschäftliche oder finanzielle Sorgen	feuchtkaltes Wetter
Beginn / Verlauf	schnell bis stürmisch; rasch ausheilend	schnell und heftig; rasch ausheilend	langsam (2-3 Tage)	
Fieber (Zeit, Höhe)	< abends, nachts; hoch (bis über 40°C)	< abends, nachts; hoch (bis über 40°C)		< morgens; (7.00–9.00 Uhr)
Wärmehaushalt	kann frieren, Kältewellen	sehr heiß, "dampfend"	Frösteln, Kälteschauer	Frösteln vor Fieberbeginn, dann intensives Hitzegefühl
Schweiß	keiner	ja	leicht	gering
Durst	groß, auf Kaltes	(meist) keiner	groß, auf Kaltes	groß; unstillbar vor Schüttelfrost
Verschlimmerung	abends, nachts	nachts; Licht, Geräusche, Berührung, Bewegung	jede Bewegung	kalte Getränke, kalte Luft, Bewegung
Besserung	frische Luft	Ruhe, Dunkelheit	frische, kühle Luft	Schweißausbruch
Gliederschmerz			ja	Zerschlagenheit, wie zerbrochen am ganzen Körper (Knochen und Muskeln); nicht > durch Bewegung
mögl. Begleitsymptome	Kopfschmerz	rotglühendes Gesicht; gerötete Augen; vergrößerte Pupillen; klopfende Halsschlagader	Kopfschmerz, Verstopfung	Kopf-, Augenschmerz; evtl. Erbrechen; Husten
Allgemeinzustand / psych. Situation	unruhig bis ängstlich; geistig hellwach	erregt, benommen bis delirös	mürrisch, abweisend, gereizt; will seine Ruhe haben; vermeidet jede Bewegung	unruhig, bedrückt; viel Selbstmitleid

GRIPPALER INFEKT	Ferrum phosphoricum	Gelsemium	Nux vomica	Rhus toxicodendron
evtl. Ursache/ Auslöser		feuchtwarmes Wetter	Durchnässung, kalter Zug	Verkühlung, Durchnässung, Überanstrengung
Beginn / Verlauf	plötzlich	sehr langsam (mehrere Tage)		allmählich
Fieber (Zeit, Höhe)	mäßig hoch (bis ca. 39°C)	< nachmittags (ca. 15.00 Uhr); selten über 39°C	< morgens	mäßig hoch
Wärmehaushalt	zunächst Frösteln, dann Fieberhitze ohne Frösteln	Frostschauer und Hitze; Kopf heiß und Hände und Füße kalt	Frösteln, obwohl Körper fieberheiß	Frösteln; Hitze mit Fieberschauern
Schweiß	Ausbrüche möglich	Ausbrüche möglich	ja	stark
Durst	keiner bis mäßiger	keiner		groß
Verschlimmerung		übermäßige Wärme, Bewegung	Kälte, Zugluft	Kälte, nachts, Ruhe
Besserung	kalte Umschläge	Schwitzen, anregende Getränke, frische Luft	Wärme, muss sich trotz hohem Fieber zudecken	Wärme, Bewegung
Gliederschmerz		dumpf, wie zerschlagen am ganzen Körper	ziehend in Rücken und Gliedern	Zerschlagenheitsgefühl mit Steifheit; > durch Bewegung
mögl. Begleitsymptome	Kopfschmerz; Gesichtsfarbe wechselt zwischen blass und rot	dumpfer Kopfschmerz; schwere Augenlider; Zittern und Koordinationsstörungen	Niesanfälle; Kopfschmerz; Magenschmerz	Fieberbläschen; Kopfschmerz, steifer Nacken
Allgemeinzustand / psych. Situation	nichts Auffälliges; geschwächt, erschöpft, aber geistig wach	schlapp, schläfrig, Gefühl wie gelähmt geistig und körperlich; will seine Ruhe	reizbar, ungeduldig; will möglichst bald wieder arbeiten; Missbrauch von Arzneimitteln und Stimulantien	ruhelos (durch Schmerzen); besorgt, gereizt

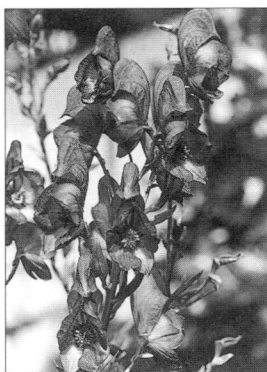

Aconitum

Notizen

5. Halsentzündung

5.1 Allgemeines

Eine Halsentzündung ist eine häufige Begleiterscheinung oder das Anfangssymptom einer "Erkältung" im Bereich der oberen (Nase) und/oder der unteren (Lunge, Bronchien) Atemwege. Dies ist nicht weiter verwunderlich, da der Rachenraum direkt hinter einer unserer größten Öffnungen zur Außenwelt, dem Mund, liegt und jede Entzündung einen Kampf mit eingedrungenen Erregern widerspiegeln kann. Um dieser Abwehraufgabe gerecht zu werden, ist der Rachenraum mit einem wichtigen Teil des Immunsystems ausgestattet, den Mandeln (Tonsillen).

Darüber hinaus kann eine Entzündung des Rachenraums und der Mandeln jedoch auch eine Begleiterscheinung anderer z.T. schwerer Infektionskrankheiten (z.B. Scharlach, Masern, Diphtherie, Pfeifer'sches Drüsenfieber etc.) sein oder als eigenständige Infektionskrankheit ohne weitere Symptome auftreten (meist als Streptokokken-Angina). Bei schweren, meist hoch fieberhaften Verlaufsformen der Angina sind die Mandeln und deren Umgebung i.a. nicht nur gerötet, sondern es kommt zu Belägen oder gar Eiterungen und dunkel- bis blauroten oder weißen Verfärbungen.
Handelt es sich bei der Halsentzündung um eine solche Begleiterscheinung, so ist dieser Zustand selbstverständlich nicht zur Selbstbehandlung geeignet!
Auch die eigenständige, meist mit starkem Streptokokkenbefall des Rachens einher gehende Angina gehört in die Hand eines erfahrenen Therapeuten wegen der zwar seltenen, jedoch möglichen Folgeschäden an Herz, Nieren oder Gelenken durch die noch nach der Erkrankung im Körper vorhandenen Abbauprodukte der Bakterien. Prinzipiell ist eine solche Angina jedoch ebenfalls gut homöopathisch behandelbar.

Die im Folgenden angegebenen Mittel sollten von Laien also nur bei leichten Halsentzündungen im Zusammenhang mit einer Erkältung eingesetzt werden, auch wenn einige der Mittel auch durchaus (aber nicht nur) für die Behandlung schwererer und fortgeschrittener Prozesse in Frage kommen (vgl. 7. unter 5.2).

Beim ersten Kratzen im Hals, das sich nach einer Unterkühlung einstellt oder sonst mit Frösteln und beginnendem Unwohlsein verbunden ist, kann zunächst Nux vomica C 6 in der Dosierung 2 (s.u. 1.4) einige Male eingenommen werden, um dadurch die weitere Entwicklung einer Halsentzündung zu verhindern oder abzuschwächen.

5.2 Hilfe zur Differentialdiagnose
Welches Mittel in welcher Situation?

1. im Beginn:

Aconitum
Belladonna

   bei erstem Kratzen im Hals nach Unterkühlung:

Nux vomica

2. rechts beginnend:

Lycopodium
Phytolacca

3. stärker rechts:

Apis
Belladonna
Lycopodium
Mercurius
Phytolacca

4. links beginnend:

Lachesis
Lac caninum

5. wiederholter Seitenwechsel der Schmerzen:

Lac caninum

6. "rote Angina" (= 1. Entzündungsstadium):

Aconitum
Apis
Arsenicum album
Belladonna
Hepar sulfuris
Lachesis
Lycopodium
Phytolacca

7. "weiße Angina" (= tiefer vorgedrungener Prozess
mit Absonderungen und Belägen)

Hepar sulfuris
Lac caninum
Lycopodium
Mercurius

8. Schmerz < beim Nichtschlucken,
> beim Schlucken bes. von fester Nahrung:

Ignatia
Lachesis

5.3 Tabelle

HALSENT-ZÜNDUNG	Aconitum	Apis	Arsenicum album	Belladonna
Aussehen	sehr rot	feurig rot, Schwellung besonders des Zäpfchens	geschwollen	sehr rot, geschwollen
Lokalisation				< rechts
Empfindung	trocken, eingeschnürt; brennend, prickelnd	stechend, brennend, splitterartig; sehr trocken	brennend	trocken, brennend, eingeschnürt
Schlucken	schmerzhaft		sehr schmerzhaft, fast unmöglich	sehr schmerzhaft, Trockenheit zwingt aber zum Schlucken
Verschlimmerung	abends, nachts	Wärme	kalte Luft, abends	abends, nachts
Besserung		kalte Getränke, Kälte	warme, süße Getränke	
Durst	stark, auf kaltes Wasser	keiner		wenig
Besonderes	unruhig, ängstlich und geistig hellwach	Zustand ähnlich wie bei Belladonna → Apis geben, wenn Belladonna versagt	sehr fröstelig, evtl. unruhig, braucht seine Ordnung; ängstlich besorgt um seine Gesundheit; will nicht alleine sein	verschluckt sich beim Essen; empfindlich gegen alle äußeren Reize; vgl. Apis

HALSENT-ZÜNDUNG	Hepar sulfuris	Lac caninum	Lachesis
Aussehen	geschwollen	glänzend-glasiert aussehende Be-läge	purpurn, livid (bläulich rot), geschwollen
Lokalisation		wiederholt ra-scher Wechsel von einer Seite zur anderen	links, evtl. nach rechts wandernd; erstreckt sich zum Ohr
Empfindung	Splitterschmerz, stechend	trocken, bren-nend	wund
Schlucken		schmerzhaft, aber Drang zum Schlucken	schmerzhaft, besonders Leer-schlucken; feste Nahrung kann besser geschluckt werden (wie auch bei Ignatia)
Verschlimme-rung	kalte Luft	Leerschlucken	Wärme, warme Getränke; nach Erwachen aus dem Schlaf
Besserung	warme Getränke		kalte Getränke
Durst			
Besonderes	Tendenz zur Eiterung, sehr fröstelig; sehr reizbar, überempfindlich gegen alles	auch: Halsschmerz während der Menstruation	Hals sehr berüh-rungsempfind-lich, Schal uner-träglich

HALSENT-ZÜNDUNG	Lycopodium	Mercurius	Phytolacca
Aussehen		dunkelrot, geschwollen; später weißliche Beläge	dunkel-blaurot
Lokalisation	rechts beginnend (kann später auch links sein) und < rechts	mehr rechts	mehr rechts; besonders Gaumenbögen vor den Mandeln und an der Zungenwurzel
Empfindung	eingeschnürt, wund, brennend	wund, rauh, brennend	als ob harte Schale eines Apfelkerngehäuses festsitzt
Schlucken	stechender Schmerz, kann weder Festes noch Flüssiges schlucken	schmerzhaft, dauernder Schluckdrang	schmerzhaft, bis ins Ohr einschießend
Verschlimmerung	nachmittags, abends (16.00–20.00 Uhr)	nachts, Wärme und Kälte, Druck	feuchte Kälte; nachts; heiße Getränke
Besserung	warme Getränke		kalte Getränke
Durst		groß	
Besonderes	fröstelig mit Bedürfnis nach frischer Luft	reichliche Speichelbildung, läuft nachts aus dem Mund; widerlicher Mundgeruch oder süßlich-metallischer Geruch/ Geschmack; Zahneindrücke an den seitlichen Zungenrändern	Zunge hinten graugelb belegt; will ständig Schleim ausräuspern

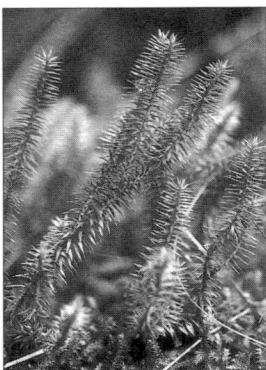

Lycopodium

Notizen

6. Husten

6.1 Allgemeines

Beim Husten handelt es sich um ein Symptom, das als Folge einer Reizung der Rachen- und Bronchialschleimhäute auftritt. Dies kann zum einen durch Dämpfe, Gase, Rauch oder Staub ausgelöst werden oder im Zusammenhang stehen mit einer Entzündung der Schleimhäute verbunden mit Bakterien- oder Virenbefall.

Wie bei Schnupfen, grippalem Infekt und Halsschmerzen gilt auch in diesem Fall, dass sich für eine <u>Selbstbehandlung</u> von Laien <u>ausschließlich der einfache, mit einer Erkältung verbundene Husten</u> eignet. Es sei hier nochmals ganz besonders darauf hingewiesen, dass der Homöopathie noch sehr viel mehr Mittel gegen Hustenbeschwerden zur Verfügung stehen als hier aufgeführt werden können.

Hat sich der Husten tief unten fest gesetzt (Bronchitis), so sollten Sie unbedingt einen Arzt oder Heilpraktiker zu Rate ziehen, da die Gefahr besteht, dass die Beschwerden chronisch werden. Dies gilt auch, wenn weitere Beschwerden wie Atemnot, sehr starke Hustenattacken, geräuschvolles Atmen, starke Schmerzen beim Husten oder Atmen und Fieber hinzukommen, da in solchen Fällen z.B. Keuchhusten, Krupphusten oder eine Lungenentzündung vorliegen kann.
Auch ein lang anhaltender, chronischer Husten bedarf dringend der diagnostischen Abklärung, da er möglicherweise ein Zeichen für einen schweren, tiefer liegenden Prozess sein könnte.

6.2 Hilfe zur Differentialdiagnose
Welches Mittel in welcher Situation?

1. <u>plötzlicher Beginn:</u>   **Aconitum**
              Belladonna

2. <u>langsamer Beginn:</u>   **Bryonia**
              Gelsemium
              Hepar sulfuris
              Spongia

3. <u>erstickend, bis zur Atemnot:</u> **Drosera**
              Hepar sulfuris
              Ipecacuanha
              Spongia

4. <u>Krupphusten:</u>   **Aconitum**
              Spongia
              Hepar sulfuris

5. lockerer Husten:

Dulcamara
Hepar sulfuris
Pulsatilla

6. mit Heiserkeit:

Causticum
Drosera
Phosphor
Spongia (Husten heiser und
krächzend)

7. kein oder wenig Auswurf:

Aconitum
Belladonna
Bryonia
Causticum
Ipecacuanha
Spongia

8. reichlicher Auswurf:

Drosera
Dulcamara
Hepar sulfuris
Pulsatilla

9. mit Stechen in der Brust, > durch Druck:

Bryonia
Dulcamara

10. Husten bis zum Erbrechen/Brechwürgen:

Coccus cacti
Drosera
Ipecacuanha

Husten ausgelöst durch

11. Kitzeln im Kehlkopf:

Causticum
Drosera
Gelsemium
Nux vomica
Rhus toxicodendron
Rumex

12. Entblößen eines Körperteils:

Hepar sulfuris
Rhus toxicodendron

13. Sprechen und Lachen:

Phosphor

14. tief Einatmen:

Bryonia
Dulcamara
Ipecacuanha
Rumex
Spongia

Husten verschlechtert

15. beim Ausatmen:

Aconitum

16. in kalter Luft:

Causticum
Dulcamara
Hepar sulfuris
Nux vomica
Phosphor
Rhus toxicodendron
Rumex (→ steckt Kopf unter Bettdecke!)

17. in warmer Luft:

Bryonia
Ipecacuanha
Phosphor
Pulsatilla

18. durch warme Getränke:

Phosphor
Pulsatilla

19. durch kalte Getränke:

Bryonia
Drosera
Hepar sulfuris
Spongia

20. durch feuchte Luft:

Dulcamara

21. durch Hinlegen:

Pulsatilla

Husten gebessert

22. beim Ausatmen:

Causticum

23. durch warme Getränke:

Arsenicum album
Bryonia
Nux vomica
Rhus toxicodendron
Spongia

24. durch kalte Getränke:

Causticum
Ipecacuanha

25. durch feuchte Luft:

Hepar sulfuris

6.3 Tabelle

HUSTEN	Aconitum	Arsenicum album	Belladonna	Bryonia
mögl. Ursache/ Beginn	trockene Kälte, Nordostwind/ plötzlich		trockene oder feuchte Kälte/ plötzlich	geschäftliche oder finanzielle Sorgen; häufig im Herbst oder Frühjahr
Art	heiser, hackend, kurz, trocken; Krupphusten	trocken (asthmatisch)	trocken, krampfartig, kurz, bellend	trockener, harter Reizhusten
Empfindung, Schmerz	trocken, beengt	zusammengeschnürt	trocken, wund, roh, eingeschnürt	stechender Schmerz in der Brust
Hustenauslöser				tief Durchatmen
Auswurf	keiner oder spärlich, evtl. blutig	spärlich, evtl. schaumig	keiner oder spärlich	gering, evtl. blutig
Verschlimmerungszeit	nachts	nachts (0.00– 3.00 Uhr)	nachts	nachts
Verschlimmerung	beim Ausatmen	Rückenlage	Sprechen, Berührung des Halses	nach Essen, Trinken, Einatmen; kalte Getränke; Eintreten in warmen Raum
Besserung		warme Getränke, Aufsitzen		frische Luft; warme Getränke; Aufsitzen; Festhalten des Brustkorbs
Begleitsymptome	evtl. fiebrig	fröstelig, kurzatmig	Hals berührungsempfindlich; rotes Gesicht; Stiche in der Brust	evtl. Kopfschmerz
psychische Situation	unruhig, ängstlich	ängstlich, unruhig, schwach; besorgt um die Gesundheit	erregt, überreizt, benommen	mürrisch, abweisend; will seine Ruhe haben

HUSTEN	Causticum	Drosera	Dulcamara	Gelsemium
mögl. Ursache/ Beginn		Keuchhusten	Nasswerden, Wetterwechsel von warm zu feuchtkalt	mildes Wetter/ langsam
Art	trocken, hart, hohl, quälend	krampfhaft, trocken, quälend; ein Anfall folgt dem andern bis zur Atemnot	heiser, krampf- haft	trocken
Empfindung, Schmerz	rauhes, wundes Gefühl längs der Luftröhre	Stiche in der Brust	Kitzeln im Kehl- kopf	wundes Gefühl in der Brust
Hustenauslöser	ständiges Kitzeln im Hals	Kitzeln im Kehl- kopf wie von ei- ner Feder oder einem Haar; Hinlegen	tief Atmen	Kitzeln oder Trockenheit im Kehlkopf
Auswurf	schwierig, Schleim läuft in Hals zurück und muss geschluckt werden	gelb, evtl. blutig und bitter	reichlich, locker, geschmacklos	
Verschlimme- rungszeit	abends	oft nach Mitter- nacht (2.00–3.00 Uhr)		
Verschlimme- rung	kalte Luft; Bücken; im warmen Bett	nach Essen; kalte Getränke; im Liegen	feuchte Luft; Kälte; körperliche An- strengung	
Besserung	Trinken von kal- tem Wasser; Ausatmen	Festhalten des Brustkorbs	leichte Bewegung	
Begleit- symptome	Heiserkeit; evtl. Urinabgang beim Husten	Gesicht im Anfall blaurot; evtl. Erbrechen; Heiserkeit	steifer Nacken	gleichzeitig Fließschnupfen; langsame At- mung; rotes Gesicht
psychische Situation	schwach, etwas verzagt		träge, phlegmatisch, aber willensstark	schläfrig, lustlos, benommen; will seine Ruhe

43

HUSTEN	Hepar sulfuris	Ipecacuanha	Nux vomica	Phosphor
mögl. Ursache/ Beginn	kalter, trockener Wind/ langsam	feuchtwarmes Wetter	Unterkühlung, Durchnässung	kalte Luft
Art	erst trocken, würgend, erstickend, dann locker	tiefsitzend, laut rasselnd, erstickend	trocken, hackend	trocken, hart, festsitzend; schmerzhaft
Empfindung, Schmerz	als ob ein Splitter vom Kehlkopf bis zu den Bronchien steckt	Einschnürung der Brust	rauh, roh, wund; Kratzen im Hals als ob etwas losgerissen würde	brennend, wund; Kehlkopf sehr empfindlich; Brustenge
Hustenauslöser	Entblößen eines Körperteils (z.B. Herausstrecken der Hand aus dem warmen Bett); jeder Luftzug	jeder Atemzug	Kitzeln im Hals	Sprechen, Lachen
Auswurf	reichlich, dick, gelb; leicht abzuhusten	Schleim tief und festsitzend; löst sich trotz Anstrengung nicht	löst sich tagsüber und kann abgehustet werden	wenig, zähschleimig
Verschlimmerungszeit	morgens und abends		nachts, morgens beim Erwachen	abends und nachts
Verschlimmerung	Kälte, kalte Getränke	warmer Raum; feuchte Wärme	Kälte	warme Getränke; Gehen vom Warmen ins Kalte und umgekehrt; links Liegen
Besserung	feuchte Witterung oder Dämpfe; warm zudecken	kalte Getränke	warme Getränke	
Begleitsymptome		Übelkeit, Erbrechen; Nasenbluten; Gesicht blau; kalter Schweiß	berstender Kopfschmerz	evtl. Heiserkeit, Stimmverlust; Blutungen
psychische Situation	reizbar, ärgerlich; sehr schmerzempfindlich		gereizt, aufbrausend, ungeduldig	

44

HUSTEN	Pulsatilla	Rhus toxicodendron	Rumex	Spongia
mögl. Ursache/ Beginn	Durchnässung	Durchnässung; Unterkühlung; feuchtes kaltes Wetter		langsam
Art	abends/nachts trocken, morgens locker, tagsüber weg; oft 2 Hustenstöße	trocken, quälend, krampfhaft	trocken, krampfartig	heiseres Krächzen oder Sägen; erstickend
Empfindung, Schmerz	trocken	Brustbeklemmung; stechende Schmerzen	wund, v.a. beim Einatmen, zwingt zu flacher Atmung; Schmerz unter Schlüsselbein	trocken, brennend
Hustenauslöser	Hinlegen	Kitzeln im Kehlkopf	Einatmen kalter Luft; Kitzeln in Halsgrube; leichte Berührung des Halses	Erregung; kalte Getränke; kalte Luft
Auswurf	gelblich-schleimig, zäh	kleine Schleimklümpchen	spärlich; zäher Schleim	keiner
Verschlimmerungszeit	abends und nachts	nachts; Mitternacht bis zum Morgen	abends, v.a. 23.00 Uhr	abends vor Mitternacht
Verschlimmerung	warmes Zimmer, warmes Essen	geringste Kälte, schon Aufdecken im Bett	kalte Luft; Reden; Hinlegen	kalte Getränke, kalte Luft, Reden
Besserung	frische Luft; tagsüber; Aufsitzen	warme Getränke	warme Luft → steckt Kopf unter Bettdecke	warme Nahrung
Begleitsymptome		meist in Verbindung mit grippalem Infekt und Gliederschmerzen	evtl. wässriger Fließschnupfen	Heiserkeit
psychische Situation	Verlangen nach Trost, Zuwendung und Anteilnahme; anschmiegsam oder quengelig	unruhig, deprimiert		kummervoll, abwechselnd mit Heiterkeit

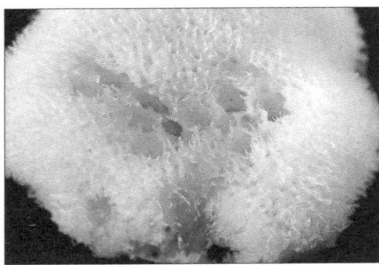

Notizen

Spongia

7. Magen-Darm-Beschwerden

7.1 Allgemeines

Der Verdauungstrakt ist bei vielen Menschen das erste System, das mit Beschwerden auf "Stress" reagiert. Damit ist nicht nur psychischer Stress gemeint; eine Belastung können auch verdorbene Nahrung, die eine Vielzahl von Bakterien enthält (z.b. Salmonellen), zuviel oder ungewohntes Essen oder auch ungewohnte Bewegungsabläufe (→ Reisekrankheit) darstellen.

Die typischen Reaktionen hierauf im oberen Verdauungsbereich sind Übelkeit, Erbrechen, Sodbrennen und Magenschmerzen, während es im unteren Verdauungsbereich zu Blähungen, Darmkrämpfen, Durchfall oder Verstopfung kommen kann. Zusammen mit weiteren Symptomen ergibt sich für den Magen-Darm-Bereich eine Vielzahl von chronischen Beschwerden und Krankheiten, die wie immer im Rahmen dieser Hausapotheke nicht besprochen werden können.

Hingegen kann homöopathisch einfach und schnell Erleichterung in einer Reihe von akuten Situationen erzielt werden, die auf bestimmte, genau bekannte Auslöser zurückzuführen sind. Dazu gehören u.a. Ess- und Trinkexzesse, verdorbene oder unbekömmliche Nahrung, heißes Sommerwetter verbunden mit Abkühlungen (Eis, kalte Getränke, Baden), "hinuntergeschluckter" und nicht genügend "verdauter" Ärger, der zu Magenschmerzen oder Bauchkrämpfen führen kann, sowie Schiffs-, Bus- oder Autofahrten, die zusammen mit schlechter Luft, Gerüchen o.ä. Übelkeit auslösen.

Besonders hingewiesen sei auf das ansonsten wenig bekannte homöopathische Mittel Okoubaka, das aus der Rinde eines afrikanischen Baumes hergestellt wird und von den Einheimischen als Pulver gegen jegliche Art von Vergiftungen eingesetzt wird. Es hat sich bewährt in der Ausheilungsphase nach Lebensmittelvergiftungen oder akuten Magen-Darm-Infekten, aber auch prophylaktisch bei Auslandsreisen, wenn man mit ungewohnter Nahrung konfrontiert wird.

7.2 Hilfe zur Differentialdiagnose
Welches Mittel in welcher Situation?

1. verdorbener Magen durch

- Überessen:	**Antimonium crudum** **Bryonia** **Ipecacuanha** **Nux vomica**
- Fettes:	**Carbo vegetabilis** **Pulsatilla**
- zu Schweres:	**Antimonium crudum** **Ipecacuanha** **Nux vomica** **Pulsatilla**
- verdorbenes Fleisch/Fisch/Wurst:	**Arsenicum album**
- zuviel Alkohol ("Kater"):	**Nux vomica**
- nach Eis und kalten Getränken:	**Arsenicum album** **Bryonia** **Dulcamara** **Pulsatilla**
- beim kleinsten Diätfehler:	**Carbo vegetabilis**
- subakute (=leichte) Nahrungsmittelvergiftung:	**Okoubaka**
2. Bauchkrämpfe, -koliken (Hauptmittel):	**Colocynthis** **Chamomilla** **Magnesium phosphoricum**

(Anmerkung: Magnesium phosphoricum hilft oft in etwas heißem
Wasser aufgelöst am besten ("Heiße Sieben" der Schüssler Salze))

- durch unterdrückten Zorn, Wut, Beleidigtsein: **Chamomilla**
Colocynthis
Staphisagria

3. Reisekrankheit (Hauptmittel):   **Cocculus**
Petroleum
Tabacum

    (vorbeugend hilft oft Ingwer (Wurzel kauen oder als Pulver in Kapseln eingenommen))

4. "Sommerdurchfall" (bei heißem Wetter):   **Antimonium crudum**
Bryonia
Dulcamara
Phosphoricum acidum
Podophyllum

7.3 Tabelle: Verdorbener Magen

VERDORBE-NER MAGEN	Antimonium crudum	Arsenicum album	Bryonia	Carbo vegetabilis
Ursache	überladener Magen; Schweres, Saures (z.b. Essig oder Wein) in Verbindung mit heißem Wetter	u.a. <u>Fleisch-, Wurst-, Fischvergiftung</u>; Eiscreme, sehr kalte Getränke	Überessen; kalte Getränke in überhitztem Zustand	insgesamt träge Magenfunktion; nach Fett, Fleisch, Milch und sonstigen "Diätfehlern"
Empfindungen	Völlegefühl, krampfartiger Magenschmerz	brennende oder stechende Bauchschmerzen	"Stein-" und Druckgefühl im Magen	schneidende oder brennende Magenschmerzen; gebläht
Übelkeit und Erbrechen	ständige Übelkeit, nicht besser durch Erbrechen	erbricht alles, was er zu sich nimmt	Übelkeit bei geringster Bewegung; Galleerbrechen	ständiges Aufstoßen
Durchfall	flüssig mit festen Klumpen	häufige Stuhlentleerung; brennend, macht After wund	v.a. morgens, sobald man in Bewegung kommt	sehr übelriechend
Appetit/ Durst	kein Durst	großer Durst auf Kaltes	<u>starker Durst</u> auf kaltes Wasser	
Verschlimmerung	<u>kaltes Bad bei heißem Wetter</u>	nachts (1.00–3.00 Uhr); Kälte	<u>jede Bewegung</u>	warmes Zimmer
Besserung	frische Luft; Ruhe	Wärme (innerlich und äußerlich)	Ruhe; Wärme, warmes Getränk	<u>Zufächeln kühler frischer Luft</u>; Abgang von Blähungen
Begleitsymptome	<u>zäher weißer Zungenbelag</u>	großer Durst; <u>große Schwäche</u>; Eiseskälte; kalter Schweiß	<u>Trockenheit von Mund und allen Schleimhäuten</u>; dick belegte weiße Zunge	kalter Schweiß, roter Kopf nach Alkohol; <u>Atembeklemmung durch starke Blähungen</u>
psychische Situation	<u>mürrischer Vielfraß</u>; unlustig, will nicht einmal angesehen werden	<u>unruhig, ängstlich; besorgt um die Gesundheit</u>, will nicht allein sein	reizbar, ärgerlich, will allein gelassen werden; normalerweise starker Esser deftiger Kost	passiv, müde, träge, fröstelig

VERDORBE-NER MAGEN	Dulcamara	Ipecacuanha	Nux vomica	Pulsatilla
Ursache	kalte Nahrung an heißen Tagen; Ab-/Verkühlung nach heißem Sommertag	Überessen; schwere Speisen	schweres, reichliches Essen, besonders zu später Stunde; Kaffee, reichlich Alkohol	warme, <u>fetthaltige Speisen</u> (Fettgebackenes, Schweinefleisch); Eis, Durcheinanderessen
Empfindungen	kolikartige, kneifende, schneidende Schmerzen	Kneifen und Schneiden am Nabel und zwischen Schulterblättern	Völlegefühl im Oberbauch ca. 1 Std. nach dem Essen	"Steingefühl" im Magen viele Stunden nach dem Essen
Übelkeit und Erbrechen	Übelkeit bei Stuhldrang; Erbrechen durch Kaltes	<u>ständige Übelkeit</u>, erbricht alles; pausenloses oder Galleerbrechen; nichts bessert	trockenes Würgen; <u>Erbrechen erleichtert, gelingt aber nur schwer</u>	besonders nach warmen Getränken; Aufstoßen /Erbrechen von vor längerer Zeit Gegessenem
Durchfall	sehr wechselhafte Stühle (vgl. Puls.)	<u>schmerzhafter, erfolgloser Stuhldrang;</u> grünlich-schleimiger Stuhl	häufiger starker Stuhldrang, jedoch nur geringe Ausscheidung	besonders nach Eiscreme; kein Stuhl gleicht dem anderen
Appetit/ Durst		wenig Durst	hungrig mit Abneigung zu essen, besonders gegen Bier und Kaffee	<u>kein oder wenig Durst</u>, trotz Mundtrockenheit
Verschlimmerung	kaltes, feuchtes Wetter	Essensgeruch	<u>morgens</u> (ab ca. 3.00 Uhr)	Wärme, warmes Essen und Trinken
Besserung		frische Luft; Ruhe	Wärme; Ruhe	<u>frische Luft;</u> leichte Bewegung; wenig kaltes Getränk
Begleit-symptome	Frösteln	<u>saubere</u> oder nur leicht belegte <u>Zunge;</u> verstärkter Speichelfluss	Sodbrennen; Kopfschmerzen; äußerst kälteempfindlich	Zunge dick schmutzig-weiß belegt; übler Mundgeschmack
psychische Situation	träge, phlegmatisch; streitbar, ungehalten; willensstark, dominant in Familie	schmollend, ablehnende Haltung; nicht ängstlich	<u>gestresst,</u> überarbeitet, reizbar	weinerlich, nachgiebig, wechselhaft; braucht Zuwendung und Trost

7.4 Tabelle: Magenschmerzen und Bauchkrämpfe

MAGEN-/ BAUCH-SCHMERZ	Belladonna	Bryonia	Chamomilla	Colocynthis
Ursache, Beginn	plötzlich beginnend und verschwindend	Verkühlung; kalte Getränke bei Überhitzung; Ernährungsexzesse	Folge von Ärger oder Zorn; Kaffee; erschwerte Zahnung	Erregung und Zorn; Beleidigtsein; kalte Getränke; Obst
Empfindung	schneidend, kolikartig	krampfartig, stechend, reißend, schneidend	drückender Schmerz im Oberbauch, der die Atmung behindert; kneifend, zusammenschnürend	krampfartig, kneifend im Nabelgebiet; intervallartig kommend und gehend, dabei schlimmer werdend
Verschlimmerung	geringfügige Bewegung oder Erschütterung	jede Bewegung, sogar Einatmen; morgens	Hitze; abends, nachts	jede Lageveränderung; Essen, Trinken
Besserung	leichtes Zurückbeugen des Oberkörpers	Druck (z.B. auf dem Bauch Liegen, Zusammenkrümmen); Ruhe	Zusammenkrümmen; warme Leibwickel	Zusammenkrümmen, Druck; Wärme; Abgang von Blähungen oder Stuhl
Begleitsymptome	geschwollene Halsschlagadern, rotes Gesicht; aufgetriebener Bauch	großer Durst auf kaltes Wasser	eine Wange rot, die andere blass; Durchfall schleimig-grünlich oder wie gehackte Eier; Geruch nach faulen Eiern	Erbrechen durch zu starken Schmerz; belegte Zunge
psychische Situation	erregt, benommen	abweisend, will in Ruhe gelassen werden	sehr schmerzempfindlich; sehr unleidig, unzufrieden, zornig; Kinder möchten getragen werden	sehr unruhig und schwach; reizbar und wütend

MAGEN-/ BAUCH- SCHMERZ	Magnesium phosphoricum	Nux vomica	Staphisagria	Veratrum album
Ursache, Beginn	plötzlich einset- zend und blitzar- tig verschwin- dend	Stress, Exzesse in bezug auf Arbeit, Essen, Kaffee, Alkohol	unterdrückter Zorn, Beleidi- gung, Kränkung, Tadel	Lebensmittelver- giftung; exzessiver Ta- bakgenuss
Empfindung	zwickend, kneifend, drü- ckend; ausstrah- lend	krampfartig vom oder zum Darm schießend; star- ker Druck; Gefühl eines Steins im Magen; Aufgeblähtsein	schneidende Schmerzen vor und nach Stuhl- gang; als ob der Magen schlaff herabhinge	kneifend, muss sich zusammen- krümmen, was aber nicht bes- sert
Verschlimme- rung	nachts; Kälte	morgens; wenige Stunden nach einer Mahl- zeit		
Besserung	Wärme (Auf- lagen, Getränke); sanftes Massie- ren; Druck, Zusam- menkrümmen	Wärme (Bett- wärme, Auflagen, Getränke)		nach Stuhlgang; Gehen; heiße Getränke
Begleit- symptome	saubere Zunge; kälteempfindlich	Kopfschmerz; Sodbrennen; Übelkeit, Würgen		heftiger Durchfall mit Erbrechen; starkes Frieren, kalter Schweiß; viel Durst auf Kaltes; Kollapsneigung, sehr erschöpft
psychische Situation	ängstlich, angespannt	reizbar, ärgerlich	plötzliche Zor- nesausbrüche, nachdem man einige Zeit alles in sich hineinge- fressen hat; überempfindli- cher, gehemmter Mensch	will nicht allein gelassen werden

7.5 Tabelle: Übelkeit durch Reisekrankheit

REISE-KRANKHEIT	Cocculus	Colchicum	Ipecacuanha	Nux vomica
Symptome	Übelkeit in Wellen kommend; Erbrechen; Benommenheit; Schwindel	Übelkeit durch Gedanken an oder Geruch von Essen (besonders Fisch, Eier und Fleischbrühe)	siehe unter "Verdorbener Magen"	siehe unter "Verdorbener Magen"; nach Exzessen in bezug auf Arbeit, Essen, Alkohol, Rauchen
Erbrechen		unvollständig, oft nur Würgen	von Speisen, Galle und Schleim; stark, anhaltend	schwierig, oft nur Brechwürgen
Verschlimmerung	Kälte; nach Essen, durch Essensgeruch; frische Luft; Bewegung; Aufstehen	jede Bewegung	Rauchen, Essensgeruch	morgens (ab ca. 3.00 Uhr)
Besserung	Hinlegen	Wärme; Ruhe; vollkommen still Liegen	frische Luft; Ruhe	Wärme; Ruhe
Begleitsymptome	Kopfschmerz	aufgetriebener Bauch; evtl. Durchfall	kein Durst; reichlicher Speichelfluss	Kopfschmerzen, Ohrensausen; Sodbrennen
Allgemeinzustand	matt, schwach, einer Ohnmacht nahe; Gefühl von Hohlsein	allgemein sehr geruchsempfindlich		fröstelig, gereizt

REISE-KRANKHEIT	Petroleum	Sepia	Tabacum
Symptome	Übelkeit, Schwindel; Benommenheit; Hungergefühl	Übelkeit mit Leere- und Schwächegefühl im Magen; besonders auch bei Schwangerschaft	starke Übelkeit, Benommenheit; Gefühl von Schwäche im Magen
Erbrechen	plötzlich, heftig, bitter	saures Aufstoßen, Galleerbrechen	heftig bei jeder Bewegung
Verschlimmerung	frische Luft	Essen, Geruch von und Denken an Essen; morgens; Lesen	Wärme; stickige Räume; Bewegung
Besserung	Essen	Bücken; Bewegung; frische Luft	frische Luft; Ruhe; Dunkelheit; Augen schließen
Begleitsymptome	Hinterkopfschmerz; Rückenschmerz; übermäßiger Speichelfluss	Kopfschmerzen	kalter Schweiß; Verlangen, sich zu entblößen bzw. den Bauch unbedeckt zu haben
Allgemeinzustand	Gefühl der Leere		sehr blass; sehr kalt; erschöpft, Schwäche

7.6 Tabelle: Durchfall

DURCHFALL	Aloe	Arsenicum album	Dulcamara	Gelsemium
Ursache, Beginn		verdorbene Nahrungsmittel (v.a. Fleisch, Wurst, Fisch); Eiscreme, wässriges Obst	Kälteeinbruch nach heißen Tagen, starke Temperaturschwankungen	plötzlich nach Aufregung, nervöse Erwartungsangst, schlechte Nachrichten
Art des Stuhlgangs	unkontrollierter Stuhlabgang, v.a. bei Blähungsabgang; gelbweiß, "heiß", wund machend, schleimig	wenig, brennend; dunkelgelb bis grün, schleimig oder blutig; stark riechend	schleimig, grün, wässrig	plötzliche Entleerung, unwillkürlich, schmerzlos
Verschlimmerung	nach dem Essen, frühmorgens; heißes, trockenes Wetter	nachts (1.00–3.00 Uhr); nach Essen, Trinken; Kälte	nachts; kaltes, feuchtes Wetter	feuchtes, warmes Wetter
Besserung	kaltes Wetter; nach Stuhlgang	Wärme	äußere Wärme	Ruhe; Alleinsein
Begleitsymptome	Hämorrhoiden; kneifende Schmerzen vor und während Stuhlgang; Verstopfung vor dem Anfall	großer Durst; Schwäche, Frostigkeit, Erbrechen	schneidende Schmerzen vor Stuhlgang; Übelkeit, Erbrechen	Schwäche, Zittern; Kopfschmerzen vom Hinterkopf ausgehend; Sehstörungen
psychische Situation	ruhelos; hypochondrisch (evtl.) mit Todesgedanken	unruhig, ängstlich; besorgt um die Gesundheit; will nicht allein sein	träge, phlegmatisch; streitbar, ungehalten; willensstark, dominant in Familie	mutlos, ängstlich

DURCHFALL	Phosphoricum acidum	Podophyllum	Sulfur	Veratrum album
Ursache, Beginn	länger anhaltender "Sommerdurchfall"; evtl. nach Kummer	"Sommerdurchfall"; Baden; saures Obst; beim Zahnen		
Art des Stuhlgangs	schmerzlos, nicht schwächend; wässrig, weißlich oder gelb; geruchlos; unkontrollierter Abgang	explosionsartig mit vielen Blähungen; reichlich, wässrig, schmerzlos; gelblich oder grün; übelriechend	scharf, wund machend; stark riechend; treibt am Morgen aus dem Bett (5.00 Uhr); abwechselnd mit Verstopfung	reichlich, wässrig; grün oder milchig; Brechdurchfall
Verschlimmerung		frühmorgens ab 3.00 Uhr; Essen, Trinken; Bewegung	morgens 4.00–5.00 Uhr	nachts; Bewegung
Besserung		Wärme; nach hinten Beugen, sich Strecken; tagsüber; Bauchlage		Liegen; heiße Getränke
Begleitsymptome	keine Beeinträchtigung des Allgemeinbefindens	Schwäche und Leeregefühl im Bauch; krampfartige Schmerzen und Übelkeit vor Stuhlgang; Durst auf kaltes Wasser; evtl. Kopfschmerz; Krämpfe in Beinen und Füßen	Leere- und Hungergefühl um 11.00 Uhr; Brennen am After, evtl. Hämorrhoiden	evtl. gleichzeitig mit Übelkeit, Erbrechen, Bauchschmerzen; heftiger Durst auf Kaltes: starkes Frieren, kalter Schweiß; Kollapsneigung
psychische Situation	träge, apathisch, gleichgültig	niedergeschlagen, depressiv	temperamentvoll, vollblütig	

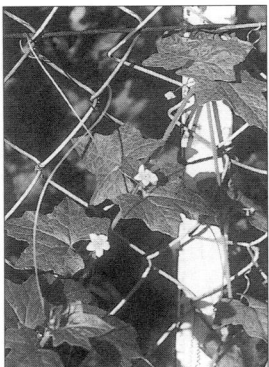

Notizen

Bryonia

8. Spezielle Beschwerden bei Säuglingen und Kleinkindern

Besonders in der allerersten Lebensphase können zahlreiche Beschwerden auftreten, da viele Organsysteme und Funktionen noch in der Entwicklung begriffen und damit störanfällig sind. Im allgemeinen sind solche Störungen meist nur kurzzeitig vorhanden und auf eine bestimmte Entwicklungsphase beschränkt; meist sind sie auch harmlos, können aber dennoch unangenehm, belastend und recht strapaziös für Kind und Eltern werden.
Es sollte jedoch in jedem Fall abgeklärt werden, dass das Baby bis auf diese funktionellen Störungen gesund ist. Besteht keine tiefer liegende Erkrankung und gedeiht das Kind ansonsten gut und normal, so können die vorhandenen, im folgenden angeführten Störungen meist rasch mit homöopathischen Mitteln gelindert oder beseitigt werden.

Wie immer sind die hier vorgestellten Mittel die häufigsten. Sollte damit kein Erfolg erzielt werden, so wird ein anderes Mittel benötigt; ziehen Sie in diesem Fall oder bei ernsteren Störungen einen ausgebildeten klassischen Homöopathen zu Rate.

8.1 Säuglingsschnupfen

Leidet das Baby unter einem leichten Schnupfen oder lediglich unter einer verstopften Nase, ohne dass weitere deutliche Symptome einer Erkältung vorhanden wären, aber so, dass das Trinken an der Brust oder das Saugen am Fläschchen behindert wird, dann ist Sambucus nigra eine bewährte Indikation. Bringt dies keine Erleichterung oder passen die Symptome besser auf Nux vomica, so geben Sie dieses Mittel.

Sambucus nigra: verstopfte Nase führt zu Atemschwierigkeiten, v.a. nachts, und behindert das Trinken.

Nux vomica: nachts trockene und verstopfte Nase, morgens Fließschnupfen mit Verkleben der Nase.

8.2 Speien wegen Milchunverträglichkeit

In diesem Fall sollten Sie nur dann selbst einen Behandlungsversuch machen, wenn das Baby trotz des Erbrechens gut gedeiht und wenn die nachstehende Beschreibung gut passt. Bei häufigem, starkem Erbrechen oder wenn weitere Symptome hinzukommen, muss das Kind unbedingt untersucht werden. Für derartige Ernährungsstörungen stehen noch eine Vielzahl weiterer homöopathischer Mittel zur Verfügung.

Aethusa: Speien oder heftiges Erbrechen der Milch sofort nach dem Trinken oder nach einer Stunde in sauren Klumpen; bald danach verlangt der Säugling wieder Nahrung; das Baby schreit gequält, wenn sich dies einige Male wiederholt hat.

Antimonium crudum: Erbrechen saurer Milch, weiß belegte Zunge; nach Erbrechen kein Nahrungsverlangen; widerspenstiges Kind; trinkt gierig.

8.3 Blähungskoliken, Bauchkrämpfe

Diese Verdauungsstörung besteht vor allem im Alter von wenigen Wochen bis zu drei bis vier Monaten ("Drei-Monats-Kolik") und legt sich danach meist von selbst. Ursache sind geschluckte Luft oder aufgrund der noch nicht einwandfrei funktionierenden Verdauung gebildete Darmgase. Das Baby zieht die Beine an und krümmt sich oder macht sich steif und schreit.
Für die homöopathische Behandlung kommen zunächst hauptsächlich die unter Magen-Darm-Beschwerden genannten Mittel für Bauchkrämpfe in Frage (vgl. 7.2 und 7.4).

Colocynthis: krampfartige Schmerzen, die durch Druck gebessert werden (Zusammenkrümmen, Liegen auf dem Bauch, fester Druck mit der Hand auf den Bauch); auch Wärme lindert. Lageveränderung, Essen und Trinken verschlimmern. Die starke Schmerzintensität kann bis zum Erbrechen führen.

Magnesium phosphoricum: krampfartige Schmerzen, die v.a. durch Wärme gebessert werden; ebenso lindert sanfter Druck auf den Bauch; oft auch Besserung durch Abgang von Blähungen.

Chamomilla: heftige Bauchschmerzen bei starker Schmerzempfindlichkeit; das Kind ist zornig und schreit unerträglich; die einzige Möglichkeit, es zu beruhigen, ist, es umherzutragen. Linderung bringt auch Zusammenkrümmen und lokale Wärme.

Bryonia: Bauchschmerzen bessern sich ebenfalls durch Druck (Bauchlage, Zusammenkrümmen), Umhertragen wird jedoch gar nicht vertragen: jede Bewegung verschlimmert; es besteht großer Durst auf kaltes Wasser; das Kind ist gereizt und abweisend.

"Nabelkolik" (ohne krankhaften Befund):

Ignatia: übersensibles Kind, das auf Aufregung, Liebesentzug, Strafen und Kummer mit oft widersprüchlichen Symptomen reagiert, z.B. Brechwürgen besser durch Essen.

Calcium phosphoricum: "lymphatisches" Kind (vergrößerte Mandeln und Lymphknoten); schnell erschöpft, unkonzentriert; Leibschmerzen oft besser durch Essen; dabei Verlangen nach Geräuchertem, Schinken, Speck.

8.4 Soor (Mundschwämmchen)

Von Soor wird gesprochen, wenn die Schleimhäute im Mundbereich von dem Hefe-
pilz Candida albicans befallen werden. Im Anfangsstadium – und nur dies sollten
Sie selbst behandeln – ist dies erkennbar an kleinen weißen Punkten auf der
Mundschleimhaut ohne weitere Beschwerden. Später treten Rötung und evtl. Fieber hinzu, die Schmerzen werden stärker, und der Pilzbefall kann schließlich auch
den Afterbereich betreffen.

Borax: das Kind weint beim Essen, weil es im Mund brennt; passt am besten für sensible, empfindliche und schreckhafte Kinder (3 x 5 Glo-
buli/Tag).

Mercurius: falls starker Speichelfluss, ein übler Mundgeruch und eine ge-
schwollene Zunge auffällig sind.

Sulfur: falls es sich um eine kräftiges, warmblütiges Kind handelt.

8.5 Zahnungsbeschwerden

Das bei weitem am häufigsten gegebene und bekannteste homöopathische Mittel
bei Zahnungsbeschwerden ist wohl Chamomilla; es hilft in vielen Fällen, ist jedoch
nicht das einzige Mittel. Weniger gereizte und kräftige Kinder sprechen eher auf
Magnesium phosphoricum an. Ist das Zahnen mit Fieber verbunden, so ist an
Belladonna zu denken.

Kreosotum syphil. Kind!

ZAHNUNG	Chamomilla	Belladonna	Magnesium phosphoricum
Allgemeines	Zahnschmerz, evtl. Speichelfluss; eine Wange rot und heiß, die andere blass und kühl	pochender Schmerz; Zahnfleisch geschwollen und rot; heißes Gesicht evtl. mit Fieber	Zahnschmerzen die Stelle wechselnd; Schwellung der Zunge; Krämpfe, kein Fieber
Verschlimmerung	nachts; warmes Essen und Trinken; Kaffee	nachts	Kälte
Besserung	durch umhergetragen Werden; kalte Getränke		Hitze und Wärme; heiße Getränke
psychische Situation	sehr schmerzempfind-lich, reizbar, zornig; Kind schreit unerträg-lich	unruhig, benommen	matt, erschöpft; eher schwächliches, ängst-liches Kind; jammert

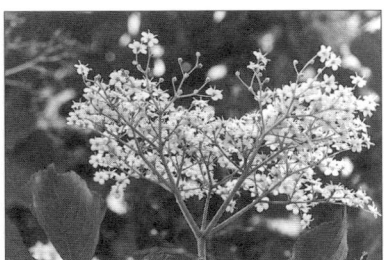

Sambucus

62

9. Zahnschmerzen

9.1 Allgemeines

Zahnschmerzen können recht unterschiedliche Ursachen haben. Neben Zahndefekten (Karies) können auch Entzündungen oder Eiterungen im Bereich der Zähne und des Zahnhalteapparates (Kieferknochen, Zahnfleisch) dafür verantwortlich sein. Ohne dass ein Zahn geschädigt sein muss, können besonders empfindliche Nerven einen "an die Decke gehen" lassen (Neuralgie). Darüber hinaus können auch nach einer Zahnbehandlung oder einem Unfall erhebliche Schmerzen auftreten.

Die Ursache jeder Art von Schmerzen sollte auf jeden Fall abgeklärt werden. Schlechte Zähne müssen unbedingt behandelt, notfalls sogar entfernt werden, da die Gefahr besteht, hier einen ständigen Streuherd zu beherbergen, der wiederum für vielerlei andere Störungen in allen Bereichen des Körpers die Ursache sein kann.

Nachfolgend sind zunächst einige Unterscheidungshilfen für die homöopathische Mittelwahl bei Zahnschmerzen gegeben (9.2) sowie bewährte Indikationen bei Eiterherden (9.3) und nach Zahnoperationen (9.4 und 9.5).

9.2 Hilfe zur Differentialdiagnose
Welches Mittel in welcher Situation?

1. große Schmerzüberempfindlichkeit:	**Chamomilla**
2. Schmerz erstreckt sich zu den Ohren:	**Belladonna** **Mercurius** **Plantago** **Staphisagria**
3. Wechsel zwischen Zahn- und Ohrenschmerzen:	**Plantago**
4. Kälte bessert, Wärme verschlechtert:	**Chamomilla** **Coffea**
5. Wärme bessert, Kälte verschlechtert:	**Magnesium phosphoricum** **Nux vomica** **Staphisagria**

9.3 Abszess

Im Falle eines Abszesses ist in jedem Fall der Zahnarzt aufzusuchen. Begleitend können jedoch je nach Situation die folgenden Mittel angewendet werden.

Belladonna: im Anfangsstadium mit starker Rötung und klopfenden Schmerzen; noch geringe Schwellung.

Mercurius: pulsierende Schmerzen, zu den Ohren ziehend, starker Speichelfluss und übler Mundgeruch; verschlimmert nachts, durch sehr Kaltes und sehr Heißes.

Hepar sulfuris: nachdem Eiterbildung eingesetzt hat; sehr berührungs- und kälteempfindlich.

Silicea: bei "reifem Abszess" oder nach Abfließen des Eiters zur Ausheilung.

9.4 nach Zahnextraktion

Nachdem ein Zahn gezogen worden ist, können oft sehr starke Schmerzen infolge der traumatischen Verletzung auftreten. Ein sehr bewährtes Mittel, das in den meisten Fällen die Einnahme von starken Schmerzmitteln entbehrlich macht, ist Arnica (vgl. auch Kapitel 2, Verletzungen und Notfälle).

Arnica: zur Blutstillung und Schmerzlinderung.

Hypericum: wenn starke neuralgische Schmerzen im Vordergrund stehen, im Wechsel mit Arnica.

Ruta: wenn Arnica und Hypericum nicht genügend helfen sollten; nach Zahnverletzungen.

Nux vomica: bei heftigen Schmerzen mit Frösteln und Reizbarkeit.

Zur besseren Wundheilung können auch Spülungen mit verdünnter Calendula-Tinktur (z.B. auch bei entzündetem Zahnfleisch) angewendet werden.

9.5 zu starke Blutung nach Zahnextraktion

Auch hier ist zunächst generell an **Arnica** zu denken. Bei anhaltender Blutung sollte jedoch der Zahnarzt aufgesucht werden.

Homöopathisch kann folgendes versucht werden:

- hellrote Blutung: **Phosphor**
  falls keine Besserung **Ipecacuanha**
- dunkelrote Blutung: **Lachesis**

9.6 Tabelle

ZAHN-SCHMERZ	Aconitum	Belladonna	Chamomilla	Coffea	Magnesium phosphoricum
Empfindungen	pulsierend, heiß; häufig in Zusammenhang mit Erkältung	scharfer, dumpf ziehender oder pochender Schmerz, evtl. ausstrahlend zu den Ohren	neuralgischer Schmerz, brennend-heißes Gefühl am Zahnfleisch	stechender, zuckender Schmerz	neuralgischer Schmerz; insgesamt sehr empfindliche Zähne aufgrund gereizter Zahnnerven
Verschlimmerung	kalter Wind	abends, nachts; kaltes Wetter; nach Essen	Wärme; warmes Essen und Trinken; nachts; nach Kaffee	Warmes im Mund; nach Essen	Berührung; kalte Luft; Essen und Trinken (besonders kalt); nach Zahnbehandlung
Besserung		Zähne aufeinander beißen	Kälte	eiskaltes Wasser oder Eisstücke im Mund	Wärme in jeder Form
Begleitsymptome	heißer Kopf; trockener brennender Mund; Zunge evtl. weiß belegt	heißer, geröteter Kopf; Zähneknirschen; geschwollenes, gerötetes Zahnfleisch	eine Wange rot und heiß, die andere blass und kühl	kaut beim Essen so wenig wie möglich	evtl. Verdauungsstörungen
psychische Situation	unruhig, ängstlich	erregt, benommen	reizbar, zornig, aggressiv; nicht zufrieden zu stellen; sehr schmerzempfindlich, verzweifelt vor Schmerz	unruhig, ängstlich, erregt, schmerzempfindlich	matt, erschöpft, jammernd

ZAHN-SCHMERZ	Mercurius	Nux vomica	Plantago	Staphisagria
Empfindungen	ziehender, schießender oder pulsierender Schmerz, <u>oft zu den Ohren oder Wangen ausstrahlend</u>	ziehender, schießender oder bohrender Schmerz; häufig in Zusammenhang mit Erkältungen oder Zahnbehandlung	scharfer, stechender oder bohrender, i.a. neuralgischer Schmerz; <u>zwischen Ohren und Zähnen hin und her wandernd</u>	nagender, reißender Schmerz, bis in die Ohren oder Schläfen ziehend
Verschlimmerung	abends, nachts; im Bett	<u>Kälte und Kaltes im Mund</u>	frische Luft; Hitze, Kälte; Berührung	<u>nach Essen;</u> kalte Luft; kalte Getränke
Besserung		warme Getränke	Ruhe; gemäßigte Temperatur; beim Essen	Wärme; <u>Zähne aufeinander beißen</u>
Begleitsymptome	"dicke Backe"; reichlicher Speichelfluss; metallischer Geschmack im Mund	evtl. Kopfschmerz	neuralgischer Kopfschmerz; Speichelfluss; <u>Gefühl, als wären die Zähne zu lang</u>	Zahnfleisch sehr empfindlich, geschwollen, blutet leicht
psychische Situation	reizbar, impulsiv, übereilt	überarbeitet ("gestresst"), reizbar, schnell ärgerlich		

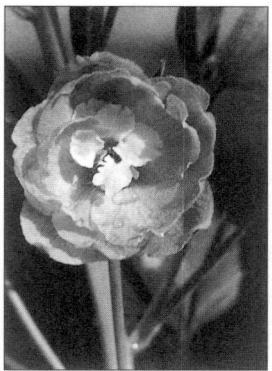

Staphisagria

Notizen

10. Ohrenschmerzen

10.1 Allgemeines

Ohrenschmerzen sind ebenfalls eine bei Kindern häufige Erscheinung. Sie können als Begleiterscheinung einer Erkältung auftreten oder als eigenständige Mittelohrentzündung (Otitis media), die sich jedoch wiederum als Infektion über den Rachenraum entwickeln kann.
Im Erwachsenenalter ist diese Art von Ohrenschmerzen seltener. Bei manchen Menschen können jedoch auch kalter Wind, Wasser oder starke Druckunterschiede (Flugzeug, Hochgebirge) Ohrenschmerzen auslösen.

Wegen der möglichen, z.T. gefährlichen Komplikationen sollte eine ausgeprägte Mittelohrentzündung nicht selbst behandelt werden. In seltenen Fällen kann der umliegende Knochen und das dahinter liegende Gehirn mit infiziert werden (Mastoiditis, Gehirnhautentzündung). Außerdem kann bei nicht sachgemäßer Behandlung ein vermindertes Gehör zurückbleiben.

Für leichtere Formen von Ohrenschmerzen und zur Verhinderung einer Mittelohrentzündung sind die nachfolgend angegebenen homöopathischen Mittel jedoch gut anwendbar.
Bei allen schwereren Fällen, auch bei immer wiederkehrenden Ohrentzündungen, sowie bei Folgeschäden (z.B. Hörminderung, ständige Absonderungen etc.) kann jedoch ein ausgebildeter Homöopath gute Hilfe leisten.

Besonders hingewiesen sei noch auf das Mittel Plantago, das sich vor allem bei Ohrenschmerzen, die im Zusammenhang mit der Zahnung auftreten, sehr bewährt hat (vgl. Kapitel 9); Plantago hilft in diesem Fall auch gegen den Zahnungsschmerz selbst. Zusätzlich können auch mehrmals einige Tropfen etwas erwärmte Plantago-Urtinktur (Spitzwegerich-Tinktur) in das schmerzende Ohr geträufelt werden.

10.2 Hilfe zur Differentialdiagnose
Welches Mittel in welcher Situation?

1. Beginn plötzlich: **Aconitum**
Belladonna

2. heftige Schmerzen: **Aconitum**
Belladonna
Chamomilla

3. Wärme verschlechtert:

Aconitum
Mercurius
Pulsatilla

4. Kälte verschlechtert:

Belladonna
Chamomilla
Hepar sulfuris
Mercurius
Silicea

5. Bewegung verschlechtert:

Belladonna
Silicea

6. Bewegung bessert:

Ferrum phosphoricum

7. nur umhergetragen Werden bessert:

Chamomilla

8. mit Durst:

Aconitum
Chamomilla
Ferrum phosphoricum

9. wenig bis kein Durst:

Belladonna
Pulsatilla

10. eitrige Absonderung:

Ferrum phosphoricum
Hepar sulfuris
Mercurius
Pulsatilla
Silicea

11. Ohrenschmerzen nach Masern, Scharlach:

Pulsatilla

12. insgesamt sehr fröstelig:

Hepar sulfuris
Silicea

10.3 Tabelle

OHREN-SCHMERZ	Aconitum	Belladonna	Chamomilla	Ferrum phosphoricum
Ursache/ Beginn	Kälte, v.a. kalter Wind/ plötzlich, heftig	Kälte, Zugluft/ plötzlich	Wind; Zorn	Kälte; evtl. Halsschmerz, der ins Ohr gezogen ist/ Beginn nicht so heftig
Empfindungen	sehr starke Schmerzen (pochend, stechend, schneidend, reißend); evtl. Ohr rot und heiß	starker Schmerz (pochend, brennend); Ohr rot und heiß	heftigster Schmerz; Hitzegefühl; Ohrgeräusche	ziehender, stechender, pochender Schmerz
Absonderung (falls vorhanden)	noch keine Eiterung	noch keine Eiterung		eitrig
Verschlimmerung	nachts; Geräusche sind unerträglich; Wärme	15.00 Uhr, nachts; Erschütterung; Geräusche; Kälte	9.00 Uhr, 21.00–0.00 Uhr; kalte Luft an den Ohren	Geräusche; Erschütterung; Anstrengung; frische Luft
Besserung		Wärme, ruhig Liegen	Wärme; umhergetragen Werden	leichte Bewegung
Begleitsymptome	Fieber; Durst; Trockenheit	Fieber (hoch); Kopf heiß, Füße kalt	oft Durst; evtl. eine Wange rot und heiß, die andere blass und kühl	wenn Fieber, dann nur mäßig hoch; Durst; Ohrspeicheldrüse schmerzhaft geschwollen
psychische Situation	ängstlich, unruhig	benommen, überreizt	gereizt bis wütend; sehr schmerzempfindlich und unzufrieden	wird leicht rot oder blass; fühlt sich nicht sehr krank

OHREN-SCHMERZ	Hepar sulfuris	Mercurius	Pulsatilla	Silicea
Ursache/ Beginn	trockener, kalter Wind; Zugluft	Kälte; Feuchtigkeit	oft nach Masern- oder Scharlach- ausschlag/ langsamer Beginn	feuchtkaltes Wetter; bei Erkältung/ langsam
Empfindungen	stechender, reißender Schmerz; ber- stender Schmerz vor Ausflussbe- ginn	stechender Schmerz; wund, brennend	ziehender u.a. Schmerz	Schmerz oft hin- ter dem Ohr; Jucken; Gefühl der Ver- stopfung im Ohr
Absonderung (falls vorhanden)	dick, gelb; evtl. blutig; käsiger Geruch	grün, schrecklich stinkend, blutig	dick, gelbgrün, mild, eitrig, evtl. blutig	dick, gelb, übelriechend, wässrig
Verschlimme- rung	nachts; Kälte; Zugluft; Aufdecken	nachts; Wärme oder Kälte; Schwitzen	abends, nachts; Wärme	nachts; Kälte; Bewegung; Lärm
Besserung	Wärme		langsame Bewe- gung	Wärme
Begleit- symptome	Frösteligkeit	Schweiß, Fieber, Schüttelfrost; schlechter Ge- ruch; starker Speichelfluss; metallischer Geschmack	kein oder wenig Durst; Verlangen nach frischer Luft trotz Frösteln	übelriechender Schweiß, beson- ders am Ober- körper und Kopf; Frösteligkeit
psychische Situation	überempfindlich gegen Berührung, Schmerz und Kälte; aggressiv	reizbar, impulsiv, übereilt	weinerlich, jam- mernd, launen- haft; braucht viel Zu- wendung und Trost	sanft, weinerlich, zart und schwächlich

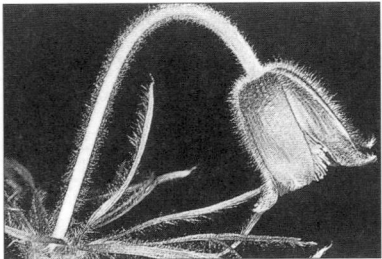

Pulsatilla

11. Spezielle psychische Situationen

Die im folgenden angeführten Beispiele sollen demonstrieren, dass die Homöopathie nicht nur akute körperliche Krankheiten zu heilen vermag, sondern auch und ganz besonders Probleme, die durch bestimmte Belastungssituationen des Lebens entstanden sind.
Es ist wohl ohne weiteres einsehbar, dass in solchen Fällen die Suche nach dem homöopathischen Heilmittel sehr viel komplexer ist und mehr individuelle Hintergrundinformation benötigt wird (sog. Konstitutionsbehandlung).

Achtung! Bei den hier beispielhaft ausgewählten Bereichen handelt es sich um solche, in denen die aufgeführten Mittel zwar besonders häufig angezeigt sind; es gibt jedoch noch viele andere, die in Frage kommen könnten.

11.1 Bettnässen (Enuresis nocturna)

Causticum: Einnässen kurz nach dem Einschlafen, häufiger im Winter und bei Kälte. Urin scheint besonders leicht und unmerklich abzugehen. Evtl. auch Urinabgang tagsüber beim Husten, Niesen, Nase Schneuzen, Lachen oder nach Abkühlung.

Equisetum: Es kann kein besonderer Grund für das Bettnässen ermittelt werden bzw. das ursprüngliche Problem ist beseitigt, und nur die Gewohnheit ist zurückgeblieben. Evtl. Gefühl von dumpfem Schmerz oder Ausdehnung der Blase auch nach dem Wasserlassen.

Kreosotum: Einnässen kurz nach dem Einschlafen (→ Caust., Sep.); das Kind schläft sehr tief und ist kaum zu erwecken (→ Bell.). Evtl. Träume vom Wasserlassen. (→ Sep.).

Belladonna: Bei sehr unruhigem Schlaf, evtl. mit Schreien oder Stöhnen; ebenfalls schwer aufzuwecken (→ Kreos.) und nach dem Aufwachen immer noch geistesabwesend. Einnässen auch tagsüber möglich, besonders im Stehen.

Sepia: Ebenfalls Einnässen im ersten Schlaf (→ Caust., Kreos.) und evtl. Träume vom Wasserlassen (→ Kreos.). Häufig bei Mädchen, die ansonsten eher unabhängig sind und kein Mitgefühl mögen. Auch Urinabgang beim Lachen, Husten, Niesen (→ Caust., Puls.).

Pulsatilla: Beim sanften, weinerlichen und Trost bedürftigen Kind, das oft gern auf dem Rücken schläft mit den Händen über dem

Kopf oder auf dem Bauch und kein geschlossenes, warmes Zimmer verträgt. Unwillkürlicher Urinabgang auch tagsüber beim Lachen, Niesen oder Husten möglich (→ Caust., Sep.).

China: Bei sehr schwächlichen Kindern oder wenn das Problem auftritt nach einer Krankheit, von der sich das Kind noch nicht wieder richtig erholt hat.

11.2 Schulkopfschmerz, -müdigkeit

Calcium phosphoricum: Kopfschmerz durch geistige Anstrengung; nach dem Lernen so erschöpft, dass sich ein Widerwille dagegen entwickelt; ruhelos, unkonzentriert und immer unterwegs; Verlangen nach Salzigem und Geräuchertem.

Phosphoricum acidum: Das Kind fühlt sich schon morgens beim Aufstehen schwach; geistig eher langsam und bedächtig; unkonzentriert; wirkt kummervoll und unglücklich, mag nicht reden oder essen. Nach dem Lernen erschöpft und benommen.

11.3 Heimweh

Aconitum: Wenn die Trennung von zu Hause oder wichtigen Bezugspersonen als Schock oder Schreck erlebt wird; das Kind ist panisch und kaum zu beruhigen.

Capsicum: Reizbares, unbewegliches, halsstarriges Kind; es beharrt trotzig darauf, in Ruhe gelassen zu werden, reagiert aber allmählich doch auf Bemühungen und Ablenkungsversuche; es weint v.a. nachts und bekommt rote Wangen.

Causticum: Sehr sensibles, mitfühlendes Kind, das sehr viel Sympathie braucht; weint sehr leicht.

Phosphoricum acidum: Das Kind ist enttäuscht, traurig oder gar teilnahmslos; es begehrt nicht auf, zieht sich aber bedrückt von allem zurück und mag nicht sprechen oder essen.

Ignatia: Das Kind ist einmal still und unglücklich, zieht sich zurück und seufzt, dann wieder ausgelassen und fröhlich. Die Stimmung kann schnell wechseln; launenhaftes, kapriziöses Kind.

Mercurius: Heimweh v.a. nachts; das unruhige, aufgeregte Kind kann nicht schlafen und schwitzt sehr stark; es hat ein sprunghaftes, impulsives Wesen; man weiß nie, woran man mit ihm ist. Kleinste Impulse von außen können bei ihm plötzliche Veränderungen auslösen.

11.4 Einschlafschwierigkeiten
(einmalig oder kurzzeitig auftretend)

wichtig: die jeweilige Ursache beachten!

- nach zuviel Kaffee: **Coffea, Nux vomica, Chamomilla**

- nach zu spätem, schwerem Essen: **Nux vomica, Pulsatilla**

- nach Überarbeitung, Erschöpfung und Müdigkeit: **Nux vomica, Cocculus, Gelsemium**

- vor einer Prüfung/einem Auftritt (s. 11.6): **Argentum nitricum, Gelsemium**

- durch Sorgen und Ängst (v.a. beruflich bedingt): **Ambra**

- durch Heimweh (s. 11.3): **Capsicum**

Ambra: Müdigkeit, im Bett aber wieder hellwach; kann nicht schlafen wegen Sorgen, v.a. beruflicher Art: er fühlt sich der Situation nicht gewachsen, ist schüchtern und scheu; muss wieder aufstehen aus dem Bett.

Coffea: Schlaflos durch übermäßige geistige Aktivität, kann nicht abschalten, überdreht, zu viele Gedanken und Ideen im Kopf; nach zuviel Kaffee und Freude.

Cocculus: Schlafstörungen nach Nachtarbeit und dadurch bedingt zu wenig Schlaf (v.a. Nachtwachen und Krankenpflege), durch zu viele Gedanken.

China: Nervöse Anspannung, die nachts noch zunimmt, zu viele Gedanken; Schlaf erfrischt nicht, mit ängstlichen, schrecklichen Träumen, die noch nachwirken.

Nux vomica: Nach Überarbeitung: arbeitet bis spät in die Nacht und kann danach nicht abschalten; außerdem nach reichlichem Essen oder Kaffeegenuss.

Chamomilla: Nach viel Ärger oder Kaffee; müde, kann aber nicht einschlafen; abweisend, zornig.

11.5 Prüfungsangst, Lampenfieber

Argentum nitricum: Angst vor bevorstehenden Ereignissen; schon längere Zeit vor dem konkreten Ereignis ängstlich bis panisch, nervös, gehetzt; Angst, alles nicht zu schaffen und zu versagen: Durchfall vor Klassenarbeiten, Klausuren, Prüfungen und anderen wichtigen Verabredungen und Ereignissen.

Gelsemium: Am Tag oder kurz vor der Prüfung vor Angst und Aufregung zittrig, wie gelähmt und mit einem Gefühl von Schwäche; benebelt und benommen im Kopf; Harn- und Stuhldrang ("Angsthase").

11.6 (Liebes-)Kummer und Enttäuschung

Ignatia: In konkreter Verlustsituation; der Schock löst entweder heftiges Weinen oder stilles In-sich-Gekehrtsein aus. Nach Enttäuschung v.a. romantischer Vorstellungen (typisch im Teenager-Alter: himmelhoch jauchzend, zu Tode betrübt).

Natrium muriaticum: "Chronisches Ignatia"; wenn jemand lange Zeit nicht über einen Kummer hinwegkommt, einen Verlust nicht verarbeiten kann, sondern daran festhält und so innerlich erstarrt. Abneigung gegen Trost und entweder viel Weinen oder gar nicht (mehr) weinen können.

Phosphoricum acidum: Wirkt desinteressiert, unbeteiligt, empfindungslos; lustlos, kein Appetit; unfähig, zusammenhängend zu denken. Verlangen nach erfrischenden, saftigen Nahrungsmitteln.

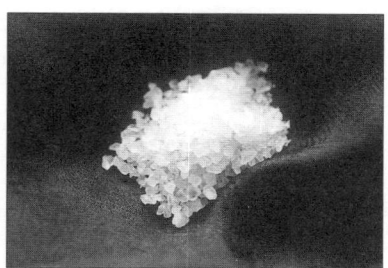

Natrium muriaticum

12. Blasenentzündung (Cystitis)

12.1 Allgemeines

Die Hauptsymptome einer Blasenentzündung sind Störungen beim Wasserlassen; dies sind v.a. Schmerzen vor, während oder nach dem Wasserlassen, ein verstärkter Harndrang auch bei kaum oder nur mäßig gefüllter Blase sowie nur tropfenweises oder vermehrtes Wasserlassen. Nicht zu den Symptomen einer Cystitis gehören Fieber und Schmerzen im Lendenbereich (sog. „Flankenschmerz"). Treten derartige Beschwerden auf, so bedeutet dies, dass die Infektion aufgestiegen ist und das Nierenbecken erfasst hat.
Im klinischen Befund zeigen sich v.a. Bakterien, Leukozyten und evtl. Erythrozyten (=Blut). Die o.g. Symptome einer Blasenentzündung können jedoch auch auftreten, ohne dass eine dieser Komponenten im Urin nachweisbar wäre (sog. Reizblase).
Bei einer Cystitis entzündet sich die Schleimhaut der Blase und/oder der Harnröhre (Urethritis). Frauen sind deutlich häufiger betroffen.

Als begünstigende oder auslösende Faktoren einer Blasenentzündung gelten u.a.:
- Abflusshindernisse durch Missbildungen, Steine, Prostatavergrößerung oder Gebärmuttersenkung;
- urologische Untersuchung mittels Katheterisierung;
- Unterkühlung, v.a. der Füße;
- zu enge Kleidung, ein schlecht sitzendes Diaphragma oder sexuelle Kontakte.

Zu Grunde liegen jedoch oft psychische Ursachen, die in Problemen im partnerschaftlichen und sexuellen Bereich bestehen. Bei wiederholt auftretenden Cystitiden ist deshalb eine Konstitutionsbehandlung unter Einbeziehung dieser Aspekte erforderlich.

Als homöopathisches Mittel bei Blasenentzündung wird häufig spontan Cantharis genannt. Dieses Mittel ist jedoch bei weitem nicht so oft angezeigt und heilsam, wie seine Erwähnung erwarten lässt. Erfahrungsgemäß sollte bei beginnenden und (noch) leichteren Beschwerden nämlich viel mehr an **Nux vomica** gedacht werden. Schwere Verläufe, die Cantharis erfordern, gehören ohnehin in die Hand eines erfahrenen Homöopathen.

Unterstützende Maßnahmen sind das warm Halten v.a. der Füße und reichliches Trinken, um die Harnwege gut durchzuspülen. Hierzu besonders geeignete Tees sind der Bärentraubenblätterteee (Zubereitungsvorschriften beachten!) oder der Indische Blasen- und Nierentee, jedoch leisten auch Schachtelhalm- oder Goldrutentee gute Dienste.

Hinweis: In den Tabellen wurde „Wasserlassen" aus Platzgründen mit dem kürzeren Fachbegriff „Miktion" bezeichnet.

12.2 Hilfe zur Differentialdiagnose
Welches Mittel in welcher Situation?

1. im Anfangsstadium der Blasenentzündung: **Aconitum**
   Belladonna
   Ferrum phosphoricum
   Nux vomica

2. bei plötzlichem, heftigem Beginn mit brennenden
   Schmerzen, evtl. Harnverhaltung und hohem Fieber: **Aconitum**
   Belladonna

   bei ansonster bekannter Symptomatik
   der beiden Mittel sowie **Cantharis**

3. bei langsamem, wenig heftigem Beginn: **Ferrum phosphoricum**

4. Blasenentzündung infolge von Verletzungen wie
   Operationen, Katheterisierung, Steinabgang: **Arnica**
   Hamamelis (mit Blu-
   tung)
   Staphisagria

5. Blasenentzündung infolge Verkühlung und
   Durchnässung: **Dulcamara**
   Nux vomica
   Pulsatilla
   Sarsaparilla

6. Schmerzen vor dem Wasserlassen: **Lycopodium**
   Nux vomica

7. Schmerzen hauptsächlich, wenn kein Harn gelassen
   wird und besser zu Beginn des Wasserlassens: **Mercurius**
   Staphisagria

8. Schmerzen hauptsächlich am Ende des und
   nach dem Wasserlassen: **Berberis**
   Natrium muriaticum
   Sarsaparilla

9. Schmerzen während des Wasserlassens: **Cantharis**
   Causticum
   Nux vomica

10. Schmerz ausstrahlend in Oberschenkel und Lenden: **Berberis**

11. Urinabgang nur tropfenweise:

Apis
Cantharis
Causticum
Lycopodium
Nux vomica
Sarsaparilla

12. unfreiwilliger Harnabgang:

Causticum
Lycopodium (nachts)
Natrium muriaticum
Pulsatilla
Staphisagria

13. mit auffälligem Uringeruch:

Colocynthis
Lycopodium
Nitricum acidum

14. Urin trüb oder eitrig:

Dulcamara
Equisetum
Lycopodium
Mercurius
Sarsaparilla

15. Urin blutig:

Apis
Equisetum
Cantharis
Mercurius
Pulsatilla

16. Urin wechselt oft die Farbe:

Berberis

17. rotes Sediment im Urin:

Berberis
Lycopodium
Natrium muriaticum

18. Empfindung eines Tropfens, der durch die
Harnröhre läuft:

Thuja (nach Miktion)
Staphisagria (ständig)

19. Jucken der Harnröhre:

Causticum
Nux vomica

20. Mittel der harnsauren Diathese
mit Tendenz zur Steinbildung:

Berberis
Equisetum
Lycopodium
Nitricum acidum

12.3 Tabelle

CYSTITIS	Apis	Berberis	Cantharis	Causticum
Ursache/ Beginn	evtl. Eifersucht		heftige Symptome entwickeln sich schnell	evtl. Kälte; Kummer; Harnverhaltung nach Wehen oder Operation
Empfindung, Schmerzen	Brennen, Stechen; Wundheit; besonders die letzten Tropfen sind schmerzhaft; starker Drang	brennender, stechender, schneidender Schmerz der Blase; Brennen der Harnröhre nach der Miktion	ständiger, unerträglicher Drang, Tenesmen; starkes Brennen und Schneiden vor, während u. nach Miktion	ständiger, erfolgloser Harndrang; Brennen bei Miktion
Lokalisation	Blase	Blase, Harnröhre; Ausstrahlen in Schenkel, Hüften, Rücken	Blase, Blasenhals, Harnröhre	Blase
Miktion (= Wasserlassen)	spärlich, nur tropfenweise, unter großer Anstrengung; bis hin zur Anurie	veränderlich, mal oft und viel, mal selten und wenig	nur tropfenweise	häufig, jedoch nur wenige Tropfen; > im Stehen
Urin	heiß, brennend; blutig; stinkend; stark gefärbt; Albuminurie (= Eiweiß im Urin)	wechselt in der Farbe, mal wasserhell, mal stark gefärbt; gelbes oder rotes Sediment; evtl. schleimig	blutig; brennend; schleimig	enthält Urate und Harnsäure
Verschlimmerung	Wärme; nachts; Berührung	Bewegung, Erschütterung; Stehen	Kaffee; Stehen, Gehen	trockene Kälte
Besserung	Kälte, kühle Luft		Ruhe	feuchte Wärme
mögliche Begleitsymptome	ödematöse Schwellung der Urogenitalorgane; Bauch empfindlich auf leichte Berührung; durstlos	ausstrahlender Schmerz in Oberschenkel, Lenden, Hoden; Steine; Kolik; Nierenentzündung	brennender Durst (evtl. mit Abneigung gegen Trinken); evtl. Stuhldrang während Miktion	Enuresis, unfreiwilliger, oft unbemerkter Harnabgang (Lähmung); Jucken der Harnröhrenöffnung; Krämpfe im Enddarm
psychische Situation/ Menschentypus	Unruhe; jammert oder schreit durchdringend; apathisch, ungeschickt	häufig bei korpulenten Menschen mit gichtisch-rheumatischer Diathese; apathisch, gleichgültig	ruhelos, (sexuell) überreizt; erregt, zornig, ängstlich	traurig; weint leicht bei geringem Anlass; sehr mitfühlend

CYSTITIS	Colocynthis	Dulcamara	Equisetum	Lycopodium
Ursache/ Beginn	Ärger, Entrüstung; Verkühlung nach warmen Tagen	Kälte, bes. nach warmen Tagen (Spätsommer, Herbst); Durchnässung, Waten in kaltem Wasser	u.a. Harnverhaltung in Schwangerschaft und nach Geburt	
Empfindung	starkes Brennen in der Harnröhre während Miktion oder Stuhlgang	schmerzhafter, häufiger Drang; Brennen an Harnröhrenmündung während Miktion	dumpfer, schwerer Schmerz am Ende der Miktion; Völlegefühl der Blase nicht besser durch Urinieren; schneidender Schmerz in Harnröhre während Miktion	schneidender, stechender oder brennender Schmerz vor und während Miktion
Lokalisation	Blase, Harnröhre	Blase, Harnröhre	Blase, Harnröhre	
Miktion (= Wasserlassen)	häufig kleine Mengen	tropfenweise, häufig; Harnverhaltung	größere Mengen oder tropfenweise	nachts größere Mengen; dauert lange, bis Urin zu fließen beginnt
Urin	stinkend; evtl. rotes Sediment; klebrige Absonderung	trüb, schleimig, evtl. eitrig	trüb, dunkel bis blutig, scharf, viel Schleim; Albuminurie (= Eiweiß im Urin), Urate	übelriechend, scharf, dunkel, rotes Sediment ("Ziegelmehl"), bei größerer Menge sehr hell
Verschlimmerung	Ärger	(feuchte) Kälte	Druck, Berührung; Bewegung	16.00–20.00 Uhr
Besserung	Zusammenkrümmen, Druck; Wärme	Wärme, warmes Bett; still Liegen	Hinlegen	manchmal lokale Wärme
mögliche Begleitsymptome	Jucken der Harnröhrenmündung; Schmerz über den ganzen Bauch ausstrahlend		Enuresis, Inkontinenz; dumpfer Schmerz in rechter Niere	Enuresis; Nierengrieß, -steine, -kolik, v.a. rechts
psychische Situation/ Menschentypus	ärgerlich, gereizt; empört über eine Kränkung; heftig, unruhig	ungeduldig, aber eher träge	zögernd; bleibt in alten Gewohnheiten stecken; findet seinen Weg, sein Ziel im Leben nicht	schwächliche Menschen mit harnsaurer Diathese; ggf. (Ohn-) Machtthematik

CYSTITIS	Mercurius (ggf. corrosivus)	Natrium muriaticum	Nitricum acidum	Nux vomica
Ursache/ Beginn	schwerste, sonst auf nichts reagierende Cystitis	evtl. Kummer, Enttäuschung		Wind, Zugluft, Nasswerden, Verkühlung, bes. Füße und Kopf; stressige Lebensweise
Empfindung	heftigster Harndrang, heftiges Brennen in der Harnröhre; Tenesmen	Schneiden und Brennen in Harnröhre	splitterartiger, stechender Schmerz	"Reizblase" mit starkem Harndrang; brennend, drückend
Lokalisation	Harnröhre	Harnröhre, Blase	Harnröhre	Verkrampfung des Blasenschließmuskels
Miktion (= Wasserlassen)	tropfenweise und langsam unter heftigen Schmerzen, Menge verringert	reichlich; muss evtl. lange auf Urin warten		geringe Menge trotz großer Anstrengung, häufig
Urin	brennend heiß, sehr eiweißhaltig; braun oder rot	vermehrt, klar; evtl. rotes Sediment	übelriechend wie Pferdeharn, wird als kalt empfunden; dunkel, blutig	brennend, heiß; blass oder blutig
Verschlimmerung	nachts	direkt nach Miktion; (Sonnen-)Hitze	Kälte; abends, nachts	Kälte in jeder Form; beim Wasserlassen
Besserung	evtl. zu Beginn des Wasserlassens			Wärme in jeder Form; Rückenlage
mögliche Begleitsymptome	Schwitzen nach Miktion; evtl. dicker oder grünlicher Ausfluss aus Harnröhre	Inkontinenz beim Gehen, Husten etc.; evtl. wässrigklarer Ausfluss aus Harnröhre	reichlicher, übelriechender Schweiß	Jucken in Harnröhre
psychische Situation/ Menschentypus	sehr empfindlich gegen alle äußeren Reize, "menschliches Thermometer"	kann nicht urinieren in Gegenwart anderer; introvertiert, verschlossen	sehr reizbar, abweisend; sehr um seine Gesundheit besorgt, Angst zu sterben; harnsaure Diathese	sehr empfindlich und gereizt; Arbeitswut, Missbrauch von Stimulantien und Arzneimitteln

CYSTITIS	Pulsatilla	Sarsaparilla	Staphisagria	Thuja
Ursache/ Beginn	Verkühlung, Durchnässung, kalte Füße	Verkühlung, kaltes, feuchtes Wetter	sexuelle Exzesse, erster sexueller Kontakt; Katheterisierung; unterdrückte Wut, Empörung	
Empfindung	Brennen an Harnröhrenmündung während u. nach Miktion; Krampf oder Druck der Blase, ausstrahlend zu Damm und Oberschenkeln	heftigster Schmerz am Ende der Miktion, Schmerz an Harnröhrenmündung; Blasentenesmus; Drang nach der Miktion	Gefühl, als ob ständig ein Tropfen durch die Harnröhre liefe; Brennen der Harnröhre, wenn nicht uriniert wird	schneidender, brennender Schmerz in der Harnröhre nach Miktion; als ob nach Miktion noch ein Tropfen durch Harnröhre liefe
Lokalisation	Harnröhre, Blase	Harnröhre	Harnröhre	Harnröhre
Miktion (= Wasserlassen)	vermehrt oder nur tröpfelnd; unbemerkt, muss aufpassen, Urin zu halten	besser im Stehen möglich, tröpfelt im Sitzen nur	geringe, tropfenweise Entleerung, ohne Gefühl, dass danach Blase leer wäre	geteilter oder unterbrochener Harnstrahl; muss lange warten, bevor Urin fließt
Urin	kann schleimig-eitrig werden	hell, klar oder schleimig-flockig-sandig, evtl. blutig; gelbes oder weißes Sediment	scharf, wundmachend	trüb, evtl. eitrig
Verschlimmerung	Liegen, v.a. in Rückenlage; im warmem Zimmer	am Ende und nach der Miktion	nach Koitus; nach der Miktion	am Ende der Miktion und danach
Besserung			evtl. während Miktion	
mögliche Begleitsymptome	Inkontinenz bei Husten, Niesen, Schreck etc.; Durstlosigkeit	Jucken der Harnröhre; Steine, Nierenschmerzen rechts		Frösteln nach Miktion
psychische Situation/ Menschentypus	wechselhaft, weinerlich, trost- und zuwendungsbedürftig	lithämische Diathese; empfindlich, leicht beleidigt, niedergeschlagen	sensibel, empfindlich; unterdrückt seine Aggressionen	sykotische, hydrogenoide Konstitution; Neigung zu Warzen; empfindlich, fühlt sich zerbrechlich

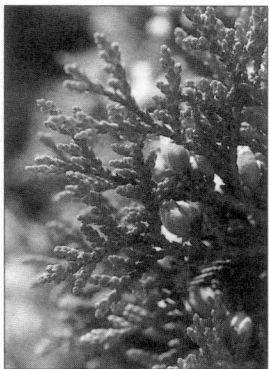

Thuja

<u>Notizen</u>

13. Hinweise zur Benutzung der Tabellen

Die Tabellen und auch die übrigen Hinweise in diesem Buch können – wie bereits im Vorwort erwähnt – schon aus Platzgründen leider jeweils nur die am häufigsten vorkommenden Mittel enthalten. Je nach Beschwerde können somit schätzungsweise 60-90% aller Fälle abgedeckt werden. Sollten Sie also einmal nicht weiterkommen, so wenden Sie sich bitte an einen erfahrenen klassischen Homöopathen, der Ihnen in diesen und auch in allen chronischen Krankheitsfällen weiterhelfen kann.

Zur Auswahl des passenden homöopathischen Mittels beachten Sie bitte, dass so viele Symptome des Kranken wie möglich zu dem ausgewählten Mittel passen sollten, besonders aber die unterstrichenen Symptome, da diese besonders hinweisend für das jeweilige Mittel und im entsprechenden Krankheitsfall fast immer zu beobachten sind.

Die in den Tabellen verwendeten Zeichen "< " und " >" haben folgende Bedeutung:

< ... bedeutet: das Befinden oder die Symptome des Kranken verschlechtern sich durch den nachfolgend genannten Umstand (z.B. Wärme, Kälte, frische Luft, nachts etc.).

> ... bedeutet: das Befinden oder die Symptome des Kranken verbessern sich durch den nachfolgend genannten Umstand (z.B. Wärme, Kälte, frische Luft, nachts etc.).

14. Liste der Mittel

14.1 die häufigsten Mittel für die 60er Hausapotheken-Tasche

	Abkürzung	Potenz	homöopathischer Name	deutsche Bezeichnung
1.	Acon.	C6	Aconitum	Eisenhut
2.	All-c.	C6	Allium cepa	Küchenzwiebel
3.	Aloe	C6	Aloe socotrina	Aloe
4.	Ambr.	C6	Ambra grisea	Sekret des Pottwals
5.	Ant-c.	D12	Antimonium crudum	Schwefelspießglanz
6.	Apis	C6	Apis mellifica	Honigbiene
7.	Arg-n.	C6	Argentum nitricum	Silbernitrat
8.	Arn.	C6	Arnica montana	Arnika
9.	Ars.	C6	Arsenicum album	Arsentrioxid
10.	Bell.	C6	Belladonna	Tollkirsche
11.	Bry.	C6	Bryonia alba/dioica	Zaunrübe
12.	Calc-p.	D12	Calcium phosphoricum	Calciumphosphat
13.	Calend.	C6	Calendula officinalis	Ringelblume
14.	Canth.	C6	Cantharis vesicatoria	Spanische Fliege
15.	Carb-v.	D12	Carbo vegetabilis	Holzkohle
16.	Caust.	C6	Causticum Hahnemanni	Hahnemanns Ätzstoff
17.	Cham.	C6	Chamomilla	Echte Kamille
18.	Chin.	C6	China officinalis	Chinarindenbaum
19.	Cocc.	C6	Cocculus indicus	Kokkelsamen
20.	Coff.	C6	Coffea cruda	ungerösteter Kaffee
21.	Colch.	C6	Colchicum autumnale	Herbstzeitlose
22.	Coloc.	C6	Colocynthis	Koloquinte
23.	Dros.	C6	Drosera rotundifolia	Sonnentau
24.	Dulc.	C6	Dulcamara	Bittersüß
25.	Eup-p.	C6	Eupatorium perfoliatum	Wasserhanf
26.	Ferr-p.	D12	Ferrum phosphoricum	Eisenphosphat
27.	Gels.	C6	Gelsemium sempervirens	Gelber Jasmin
28.	Glon.	C6	Glonoinum	Nitroglycerin
29.	Hep.	D12	Hepar sulfuris	Kalkschwefelleber
30.	Hyper.	C6	Hypericum perforatum	Johanniskraut
31.	Ign.	C6	Ignatia amara	Ignatiusbohne
32.	Ipecac.	C6	Ipecacuanha	Brechwurzel
33.	Lac-c.	D12	Lac caninum	Hundemilch
34.	Lach.	C6	Lachesis muta	Buschmeisterschlange
35.	Led.	C6	Ledum palustre	Sumpfporst
36.	Lyc.	C6	Lycopodium clavatum	Bärlapp
37.	Mag-p.	D12	Magnesium phosphoricum	Magnesiumphosphat

Abkürzung	Potenz	homöopathischer Name	deutsche Bezeichnung
38. Merc.	D12	Mercurius solubilis	Quecksilber
39. Nat-m.	C6	Natrium muriaticum (=chloratum)	Kochsalz
40. Nux-v.	C6	Nux vomica	Brechnuss
41. Okoub.	C6	Okoubaka	Okoubakabaum
42. Petr.	C6	Petroleum	Steinöl
43. Ph-ac.	C6	Phosphoricum acidum = Acidum phosphoricum	Phosphorsäure
44. Phos.	D12	Phosphorus	gelber Phosphor
45. Phyt.	C6	Phytolacca decandra	Kermesbeere
46. Podo.	C6	Podophyllum peltatum	Maiapfel, Entenfuß
47. Puls.	C6	Pulsatilla pratensis	Küchenschelle
48. Rhus-t.	C6	Rhus toxicodendron	Giftsumach
49. Rumex	C6	Rumex crispus	Krauser Ampfer
50. Ruta	C6	Ruta graveolens	Gartenraute
51. Sep.	D12	Sepia succus	Inhalt des Tintenfischbeutels
52. Sil.	D12	Silicea	Kieselsäure
53. Spong.	C6	Spongia tosta	gerösteter Meerschwamm
54. Staph.	C6	Staphisagria	Rittersporn
55. Sulf.	C6	Sulfur	Schwefel
56. Symph.	C6	Symphytum officinale	Beinwell
57. Tabac.	C6	Tabacum	Tabak
58. Verat.	C6	Veratrum album	Weiße Nießwurz

14.2 weitere erwähnte Mittel

59. Aeth.	C6	Aethusa cynapium	Hundspetersilie
60. Berb.	C6	Berberis vulgaris	Berberitze
61. Bor.	C6	Borax veneta	Natriumtetraborat
62. Caps.	C6	Capsicum annuum	Cayennepfeffer
63. Coc-c.	C6	Coccus cacti	Cochenillelaus
64. Equis.	C6	Equisetum hyemale	Winterschachtelhalm
65. Euphr.	C6	Euphrasia officinalis	Augentrost
66. Kali-bi.	D12	Kalium bichromicum	Kaliumdichromat
67. Kreos.	C6	Kreosotum	Buchenholzkohlenteer
68. Plan.	C6	Plantago major	Breitwegerich
69. Samb.	C6	Sambucus nigra	Schwarzer Holunder
70. Sars.	C6	Sarsaparilla officinalis	Sarsaparillawurzel
71. Thuj.	C6	Thuja occidentalis	Lebensbaum

14.3 erwähnte Urtinkturen

Arnica-Tinktur	nur äußerlich auf geschlossene Wunden!
Calendula-Tinktur	
Camphora-Urtinktur (ø) = D1	extra lagern, nicht zusammen mit den anderen homöopathischen Mitteln!

❄ Anm.: Das stark riechende ätherische Öl Kampfer (=Camphora) stört die Wirkung aller zuvor verabreichten homöopathischen Mittel erheblich.
Bitte beachten Sie deshalb, dass Sie den Empfehlungen für den Einsatz von Camphora Urtinktur (Kapitel 3.1 und 4.1) nur dann folgen sollten, wenn Sie nicht in homöopathischer Konstitutionsbehandlung sind und auch nur vor der Anwendung der anderen homöopathischen Mittel! Auch Kinder unter sechs Jahren sollten wegen möglicher Überempfindlichkeitsreaktionen nicht mit Kampfer behandelt werden.

Notizen

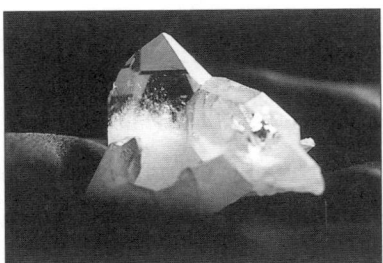

Silicea

15. Literaturhinweise

Allgemeine Einführung in die Methode der Homöopathie mit ausgewählten Beispielen:

(1) VITHOULKAS, Georgos, Medizin der Zukunft; Georg Wenderoth Verlag Kassel.

(2) ULLMAN, Dana, Homöopathie. Die sanfte Heilkunst; Knaur Verlag.

Selbsthilfebücher mit kurzer theoretischer Einführung, vielen interessanten allgemeinen Informationen zu den verschiedenen Beschwerden verbunden mit Hinweisen zur Mittelwahl (zur reinen Mittelsuche weniger gut geeignet):

(3) CUMMINGS, Stephen und ULLMAN, Dana, Das Hausbuch der Homöopathie; Heyne Verlag.

(4) ROY, Ravi und Carola, Selbstheilung durch Homöopathie; Knaur Verlag. (Vorsicht: der indische Arzt Roy empfiehlt durchgehend Hochpotenzen (C200); verwenden Sie diese bitte nicht, sondern nehmen Sie statt dessen das angegebene Mittel in einer Tiefpotenz (z.b. C6/D6/D12) wie im vorliegenden Buch angegeben!!)

(5) STUMPF, Werner, Kinder mit Homöopathie natürlich behandeln; Gräfe und Unzer Verlag.

(6) LOCKIE, Andrew & GEDDES, Nicola, HomöopathieBLV Verlagsgesellschaft mbH, München. (Besonderheit: reich bebilderte Arzneimitteldarstellungen)

Nachschlagebücher zur leichteren Mittelwahl (sehr übersichtlich, z.T. tabellarisch, jedoch wenig zusätzliche Informationen):

(7) STUMPF, Werner, Homöopathie; Verlag Gräfe und Unzer (GU).

(8) HAMMOND, Christopher, Krankheiten homöopathisch behandeln; Knaur Verlag.

(9) WELLS, Henrietta, Homöopathie-Brevier für Kinder; Knaur Verlag.

Allgemein empfehlenswert für Eltern (naturheilkundliche Ratschläge mit homöopathischen Hinweisen):

(10) STELLMANN, Michael, Kinderkrankheiten <u>natürlich</u> behandeln; Gräfe und Unzer Verlag.

Sehr umfangreich, für Fortgeschrittene:

(11) LEDUC, Herman, Kranke Kinder homöopathisch behandeln; Bechtermünz Verlag.